JN075886

ボケないヒント

―認知症予防、わかってきたことこれからわかること―

帯津良一

祥伝社黄金文庫

はじめに

健康寿命という言葉があります。健康上の理由で日常生活が妨げられないで生きていける期間のことを言います。日常生活ができればいいのですから、何らかの病気を持っていてもかまいません。一病息災、大いに結構なのです。

私のことを言えば、痛風と高血圧症という持病があります。しかし、尿酸生成阻害剤と降圧剤を毎日、飲むことで、アルコールも塩分も自由にとることができていて、日常生活に不便を感じません。つまり、84歳になりましたが、健康寿命をひた走っていることになります。

がんという病気にしても、最近、がん治療からの生存者、がんサバイバーがわが国のがん患者の60％を超えたといいます。つまり、がんになっても健康寿命をまっとうしている人が増えているのです。がん医療一筋に半世紀やってきた私としては、なんとも喜ばしく感じます。

一方、それとは別に新たな脅威となってきているのが認知症です。認知症になると、ひとりでの日常生活が難しくなっていくわけですから、健康寿命の破綻《はたん》を引き起こすことになります。

認知症への恐れが、人々の間に広がりつつある現状をみると、認知症の脅威ががんのそれを超えることは、もはや、時間の問題だと思われます。

貝原益軒《かいばらえきけん》は『養生訓《ようじようくん》』のなかで「人生の幸せは後半にあり」と説きました。いやぁ、じつに感慨深い言葉です。私自身、60代の声を聞いてから、この感慨を実感しました。この頃から、人生がより一層、楽しくなってきたのです。それは、80歳を超えた今も変わりません。これからもこれを貫いていきたい。

ところが、認知症です。私も認知症はどうしても避けたいと思っています。

がん一筋にやってきましたから、認知症については門外漢です。でも、自分自身の問題でもあるわけですから、一から勉強しました。その結果、わかったことは、認知症は老化現象であるということです。

これが、私のなかで認知症とがんをつなげることになりました。がんを追究するなかで、がんはからだだけの病ではなく、こころやいのちにも深くかかわった人間まるごとの病であることに気づきました。だからこそ、人間まるごとを対象とするホリスティック医学を追い求める道に足を踏み入れたのです。

認知症が老化現象だとするなら、それはまさに人間まるごとの問題なのです。改めて、認知症はホリスティック医学の対象となるのだとの思いを強めました。そうだとするならば、がん一筋できた私も、対岸の火事だと済ませるわけにはいきません。まあ、私自身が認知症になりたくないという強い思いもあるのですが。

そんなことから、これからはホリスティック医学の一大テーマとして認知症に迫ってみようという気持ちになったのです。

この本がその端緒《たんしょ》となるのであれば、幸いです。よろしく、お付き合いください。

ポイント

❶がんになっても健康寿命をまっとうできる

❷がんの脅威を上回るのが認知症の脅威

❸認知症はホリスティック医学の一大テーマ

目次

第1章　ボケないために「ときめき」が大事——13

第2章

ボケないための「食事」の習慣　99

第3章　ボケないために今日からできること――153

装丁　盛川和洋
編集協力　梅村隆之
写真撮影　多田敏男

第1章

ボケないために「ときめき」が大事

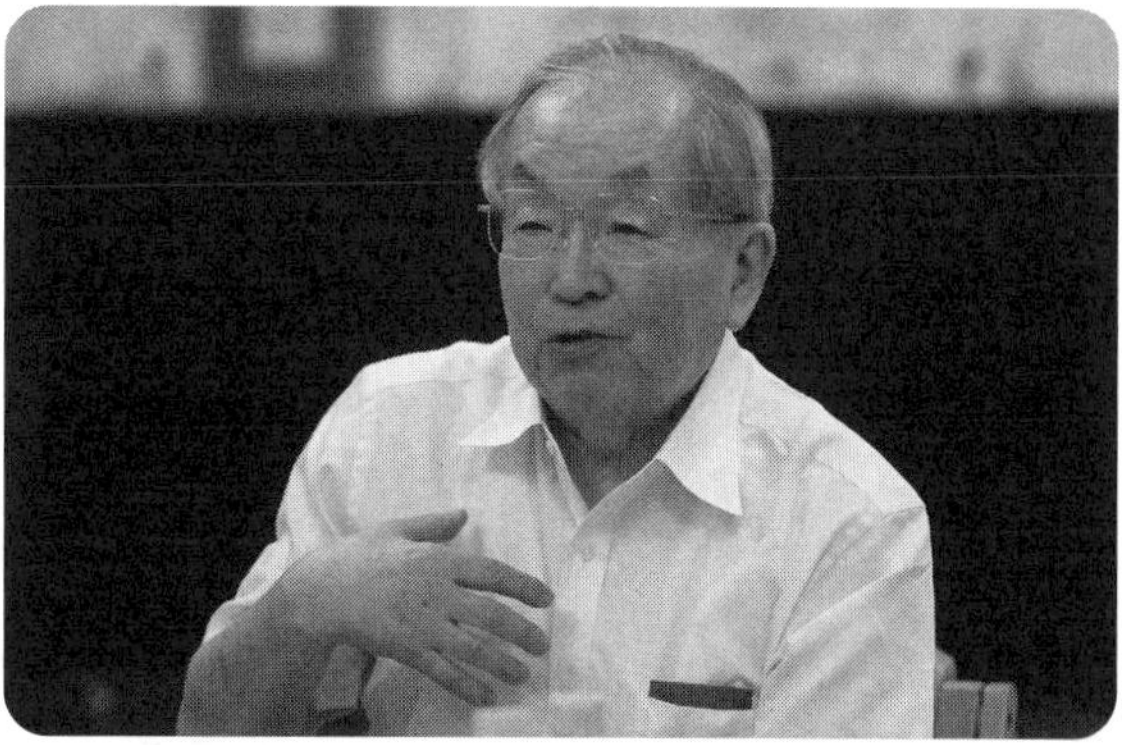

認知症を予防するためには

「はじめに」で、認知症は老化現象であり、だからこそ、がんと同様にからだだけの病ではなく、こころやいのちにも深く関わった人間まるごとの病だと書きました。このへんのところをもう少し、具体的に説明したいと思います。そのために、認知症についてのおさらいです。

認知症には大別して三つの種類があります。

①アルツハイマー型認知症

「アミロイドβ」というゴミのようなタンパクが神経細胞の周りに異常に蓄積し

て老人斑をつくり、その後「タウタンパク」が神経細胞の中に異常に溜まる。いずれの蓄積も最大の原因は老化。

②脳血管性認知症

動脈硬化による脳内血流の減少が原因。動脈硬化を助長するものとして、高血圧症や高コレステロール血症が挙げられるが、主因はあくまで老化。

③レビー小体型認知症

「αシヌクレイン」というタンパクが神経細胞内に溜まってレビー小体を形成するのが原因。これも老化現象。なおレビー小体が脳幹部のドーパミン神経細胞内に形成されるとパーキンソン病の症状を呈する。

このように認知症はいずれも原因は老化にあるのです。老いることは生きとし生ける者の宿命ですから、これを無くすわけにはいきません。でも少しでも、進行を遅らせたいものです。

私はがんの予防については、半世紀余りにわたって取り組み、心を砕いてきました。その結果、得た結論は、まずは免疫力と自然治癒力を高めなければいけないということです。

免疫力と自然治癒力は別のものです。免疫力はまだしも、自然治癒力の正体は全く解明されていません。私自身は人体の生命場の秩序性を回復させる力が自然治癒力だと思っています。

免疫力については、さまざまなメカニズムが明らかになってきています。がん治療で今後、最も有望なのが免疫のメカニズムを利用した免疫療法でしょう。

さて、認知症におけるアミロイドβやタウタンパク、レビー小体もがん細胞と同様に免疫の対象となるのでしょうか。もし、認知症においても免疫療法が有効であれば、大いに期待できます。調べていたら、最近の知見では、免疫と脳の関係がクローズアップされていることがわかりました。

2018年3月に日本語訳が出版されたばかりの『神経免疫学革命——脳医療の知られざる最前線』（ミハル・シュワルツ、アナット・ロンドン著、早川書房）に詳しいのですが、脳の状態は免疫のシステムによってバランスが保たれており、認知症の予防や回復にも、免疫力が有効に働くというのです。

やはり認知症もがんと同様に免疫力を高めることが必要だったのです。免疫力が有効ならば、自然治癒力も同様だと私は思います。

ポイント

❶認知症は人間まるごとに関わる老化現象である
❷認知症の予防や回復にも免疫システムが働く
❸免疫力と自然治癒力を高めなければいけない

心のときめきが最大の予防

前項で、認知症を予防するには、免疫力と自然治癒力を高めなければいけないと書きました。これはがんの予防でも同様で、私はそのためにはどうすればいいか長年取り組んできました。その末に得た結論は、心のときめきこそが最大の要因になるということです。

なぜ心のときめきなのでしょうか。それに答えてくれたのは、フランスの哲学者、アンリ・ベルクソン（1859〜1941）です。

ベルクソンは生物の進化について考察し、進化のためには内的な衝動力、生命の躍動（エラン・ヴィタール）が必要だと論じました。生命の躍動が生命体を突き動かすのだというのです。生命の躍動によって内なる生命エネルギーが溢《あふ》れ出ると私たちは歓喜に包まれます。その歓喜は単なる快楽ではなく、創造を伴い、自己を向上させるのだというのです。つまり自己実現です。

私は、長年のがん治療の現場での体験から、この生命の躍動による歓喜こそが、免疫力、自然治癒力を高める要因だと確信しました。そして、この歓喜とは、わかりやすく言えば、心のときめきのことなのです。

あなたは生命が躍動して心がときめいた経験がありますか。誰でもそういう経験をしているはずです。

でも患者さんに「心のときめきが大事です」という話をすると、「心のときめきって、どんなものですか」と聞き返されることがあります。そのときは、私自身のときめきを披露します。

列挙すれば、早寝早起き、仕事、執筆、太極拳、晩酌、旬の刺し身、女の色気、といったところでしょうか。

朝5時30分には病院に着いて、7時30分にはその日の仕事の仕込みを終えます。そのときのうれしさは、一日で最初のときめきです。そして一日中、汗水たらして働く。労働そのものが好きなのです。ですから、休日は大嫌い。

いつ頃からか原稿の依頼が舞い込むようになり、感謝感激です。出だしは気が重いが、折り返し点を過ぎると、原稿用紙に向かうのが楽しくなります。

太極拳は連綿とした動きのダイナミズムが心のときめきに変わります。太極拳を通じて心が深まっていきます。この道には終わりがありません。

そして晩酌。わが養生法の粋《すい》にして生きがいです。酒歴六十余年にして、やっと佳境の入り口に立ったところです。その席に旬の刺し身があれば、いやが上にもときめきが高まります。

そして最後に恋心。今は亡き伊那谷《いなだに》の老子、加島祥造《かじましょうぞう》さんは「ときめき⁉そいつはなんといっても女だよ!」と言っていました。実際、92歳で逝くまで恋をしていらっしゃったのですから敬服します。

私も60歳を過ぎてから、女の色気がわかってきたのか、急に女性が好きになりました。最近も衰えるどころか、円熟味を増しています。

ただし、ベルクソンが述べているように心のときめきは単なる快楽とは違います。ときめきには、自己の深まりが伴っているのです。そこが重要です。

ポイント

❶ベルクソンのいう生命の躍動による歓喜が大事
❷早寝早起き、太極拳、晩酌、女の色気など
❸心のときめきは単なる快楽とは違っている

認知症と免疫

２０１８年年3月に日本語訳が出版された『神経免疫学革命――脳医療の知られざる最前線』という本があります。これについては17ページでも紹介しましたが、この本で述べられている認知症と免疫の関係について、もう少し詳しく説明したいと思います。

免疫の働きのなかで一般的でわかりやすいのは、細菌などの外敵が体内に侵入したときに、それをやっつけるために、免疫細胞が出動するというものです。つまり、自己のなかに生まれた非自己を排除するのが免疫の働きなのです。

がんの場合ですと、もともと自分の細胞だったものが、がん化してしまい非自己になってしまっているわけです。それを免疫の力で抑えようとします。最近注目され期待されているがんの免疫療法は、基本的にそういう考え方です。

では、認知症といった脳に対する免疫療法とはどういうものなのでしょうか。認知症の原因になると見られているアミロイドβやタウタンパクを排除する仕組みなのでしょうか。

本を読んでみると、どうもそういった自己vs.非自己という話ではないようなのです。正確を期すため本の文章を引用します。

「免疫系の働きはもっとはるかに複雑である。近年、パラダイムシフトが起こり、現在では『免疫細胞は正常な脳細胞の維持にとって重要であり、修復のプロセスにとっても有益という可能性がある』と広く考えられている。免疫系が機能しなくなると、認知や情緒が損なわれたり、損傷後の再生がうまくいかずに神経変性疾患の進行を促す結果となったりしかねないのである」

さらにはこうも言っています。

「免疫系は生化学的なバランスを取り戻すことを通じて、放っておけば長期的な精神機能障害につながりかねないストレスに脳がうまく対処できるよう手助けもしている」

つまり免疫細胞は脳に対して維持や修復の働きをしているというのです。具体的には次のような仕組みで機能します。

「(脳機能の)損傷に続く修復プロセスの各段階に決まったタイプの免疫細胞がかかわっており、それらのスイッチが順番どおりタイミングよく入ったり切れたりしてそれぞれの仕事をやり遂げている」

私は人間をまるごととらえるホリスティック医学の立場から、がんに対する免疫療法に可能性を見いだしています。人間が本来持つ自然治癒力や免疫力といったもので、がんを克服していくのが本道だと思うのです。現在、がん治療の三本柱といわれている手術、化学療法、放射線療法は戦術的には必要ですが、あくまで次善の策です。

この本で脳に対する免疫力の可能性を知りました。人間が本来持つ免疫力で認知症を克服していくことができるというのは、本当に素晴らしいことです。さあ、改めて、自身の免疫力を高める取り組みをしていきましょう。

ポイント

❶ **一般には自己の中の非自己を排除するのが免疫**
❷ **脳においては免疫細胞が正常な脳細胞を維持する**
❸ **人間が本来持つ免疫力で認知症を克服する**

「免疫年齢」という考え方

前項は『神経免疫学革命――脳医療の知られざる最前線』のなかで語られている、免疫が認知症に対して果たす役割について紹介しました。今回もその続きをお話ししたいと思います。

この本で注目に値するのは「免疫年齢」という考え方を導入しているところです。以下にその部分を引用します。

「私たちは、脳の老化は必ずしも実年齢を反映したものではなく、むしろその人の『免疫年齢』に大きく左右されると見ている。体、環境、栄養、遺伝が絡むほかの要因とともに、各人の免疫の健康状態も、老化の一環として現れる脳機能障害の進行や程度を決定づけるのだ。世の中で『うまく年を取っている』人がいる理由は、この見方で一部説明がつくかもしれない」

つまり脳の老化が進み認知症のリスクが高まっても、免疫年齢が若くて、免疫系が頑強な人は、そのリスクを回避できるというのです。

この考え方は、長年がん診療に携わってきた私には、とても納得がいきます。加齢によって遺伝子の損傷リスクが高まりますから、がんになりやすくなるのは理解できます。しかし、実際には若くしてがんになる人もいるし、高齢になってもがんにならない人がいます。この違いは何なのでしょうか。また、がんはとても健康そうに見える人でも、気づいたら進行していることもあります。これはどういうことでしょうか。

私はがんという病気は、がんになった部分だけを見るのではなくて、人間をまるごと見ないと理解できないのだと言い続けてきました。つまりホリスティックな見方ががん診療には不可欠なのです。

このホリスティックな見方につながるのが「免疫年齢」という考え方です。免疫年齢では個別の臓器ではなく、体全体に関わる免疫系の活力が問われます。免疫年齢が若くて免疫系が頑強な人は、がんのリスクがあってもそれを回避できるのです。

逆に実年齢が若くて健康そうに見える人でも、免疫年齢がそれに伴わなければ、がんのリスクに負けてしまいます。

私はこの免疫年齢を若々しく保つためには、心の「ときめき」が必要だと主張してきました。ときめきにより生命のエネルギーが高まり、それが免疫系の維持強化につながるのです。

ところが、この本の著者であるシュワルツたちはもっと踏み込んだ考え方をしています。

「私たちはみずからの研究にもとづき、高齢者の患者が老年科医のもとに年に一度は訪れ、精神を健康に保つために免疫向上剤を注射してもらう、という未来像を描いている」

シュワルツたちは免疫系が「不老不死の妙薬」だと気づき、「現在は、脳の境界における脳と免疫のコミュニケーションを回復させるような老化防止・免疫向上治療の開発に取り組んでいる」というのです。

この分野の研究開発の進展を期待したいものです。

ポイント

❶脳の老化は「免疫年齢」に大きく左右される
❷「免疫年齢」はホリスティックな見方につながる
❸精神を健康に保つために免疫向上剤が有効

最後に合点する生き方を

認知症は老化現象であるとこれまで書いてきました。だとすれば、いくら抵抗しても最後はボケてしまうことになるのではないでしょうか。

それに対する救いは、老化現象には「からだの老化」「こころの老化」「いのちの老化」と3種類の老化があるということです。このうちのこころの老化を一番後回しにすることで、「死ぬまでボケない」が実現するのです。

「心のときめきが最大の予防」（18ページ）でも書きましたが、アンリ・ベルクソンは生命の躍動によって生まれる歓喜（心のときめき）は単なる快楽ではなく、創造を伴い、自己を向上させるのだと論じています。つまり自己実現です。

この自己実現の道を歩んでいる限り、こころの老化に抵抗できるというのが私の考えです。

そして私にとっての自己実現とは、ひとつには「生と死の統合」があります。医師としてがん患者さんとお付き合いするためには、患者さんよりも一歩も二歩も死に近いところに自分自身を置かなければいけないと考えてやってきました。それは、今日が最期だと思って毎日を生きるということです。

そのように、死を身近なものとしたとしても、それだけでは生と死の統合にまでは至りません。本当に生と死を統合できたら、生と死の違いがなくなるはずなのです。それは、この世とあの世の境目がなくなることかもしれません。生きながらにして、死後の世界の人とも交流できるかもしれません。

こういう話をすると、「まさに認知症の人こそ、魂が半分、あの世に行っている状態になっていて、生と死の両方を行き来しているのではないでしょうか」と言う人がいます。だから、認知症の人は生と死を統合しているというのです。

その考えもわからないではありません。認知症の人が死んだら、先にあの世に行っていた魂と再び一体になって、ボケがなくなるというのであれば、希望が持てます。それなら、周りには迷惑をかけるけれど、ボケてしまってもかまわないということになります。

しかし、私としては、やはりボケずに生と死を統合したいですね。それは、「生老病死」を通じて人間としての尊厳を全うしたいという気持ちがあるからかもしれません。患者さんの生老病死の尊厳を守るのが医師の役割だと考えてやってきましたから、そう感じるのでしょうか。その尊厳とは人それぞれですが、私にとっては死ぬまで、いや死んでからも自己を向上させ自己実現をはかることが要《かなめ》になります。

医師としてこれまで多くの方々の死に接してきましたが、ああ、この人は生と死を統合できたなと思えることはまれです。私自身も自信がありません。ただ、夏目《なつめ》漱石《そうせき》は小説の中で、理想の大道《たいどう》さえ行き尽くせば、最後に合点すると書いています。

私も自己実現の道を突き進むことで、最後に合点したいと考えています。

ポイント

❶心の老化を一番後回しにする
❷生と死を統合させるのが自己実現の道
❸理想の大道を行き尽くして最後に合点する

自分の最期に想像をめぐらす

前項で、死ぬまでボケないで、最後に合点して終わりたいと書きました。

「理想の大道を行き尽くして、途上に斃《たお》るる刹那《せつな》に、わが過去を一瞥のうちに縮み得て始めて合点が行くのである」というのが、夏目漱石が小説『野分』の中で書いた最期の瞬間です。

果たしてあなたは、どのような最期の瞬間を迎えると思いますか。この最期の瞬間をしっかりイメージすることが、ボケの予防につながるのだと私は考えています。

ボケは死を遠ざけて、できるだけ死ぬことを考えようとしない人のところに、忍び寄ってくるように思うのです。なぜなら、ボケは死から逃げる手段でもあるからです。

日々、死を見つめ、死に対する覚悟を深めていくことは、自分自身の心を深めていくことでもあります。そういう向上心のある人のところには、ボケはやってこないと思うのです。

死を見つめるというと、暗いイメージがありますが、私は決してそうは思いません。自分の最期の瞬間を想像するのは、とても楽しい作業なのです。人生のラストシーンを考えていると、わくわく心がときめいてきます。

私は映画が大好きな少年だったので、暇とお金があると映画館に通っていました。映画にとって、ラストシーンはひときわ重要です。数々の名ラストシーンにどれだけ酔いしれたことでしょうか。

ジョン・フォード監督の「駅馬車」（１９３９年）で脱獄囚のリンゴ（ジョン・ウェイン）が、恋人ダラス（クレア・トレヴァー）と共に自ら馬車を駆って街を出て行くシーン。キャロル・リード監督の「第三の男」（1949年）で射殺されたハリー（オーソン・ウェルズ）の愛人アンナ（アリダ・ヴァリ）が、冬枯れの並木道を歩いて去っていくシーン。いずれも名場面で、今でも忘れることができません。

こうした名場面に負けないラストシーンを私の人生の最期にも持ちたいものだと想像をめぐらしていくと、わくわくしてくるのです。

私は、自分にとって理想の人生のラストシーンをいくつか考えています。実際にそうなるとはかぎりません。あくまでイメージトレーニングです。その中から二つほど紹介しましょう。

一つは、まだ中空に明るさの残る初夏の宵《よい》。東京の下町は谷中《やなか》の居酒屋さんの前。私は初鰹《はつがつお》で一杯やろうと、胸を躍らせて暖簾《のれん》を分ける。そこで倒れるのです。これから飲めるという歓喜に包まれて倒れるのですから、幸せです。

もう一つは仕事中。院内の廊下を足早に歩いている。少し前を歩いていた看護師が気配を感じて振り向くと、私が前に倒れんばかりになっている。思わず両手を差し伸べる。私はその両腕の中に倒れ込み、胸の谷間に顔を埋めて事切れる。

ここで、一句。

「汝が胸の　谷間の汗や　巴里祭」（楠本憲吉）

いやー、いずれのラストシーンも心がときめきます。あなたも想像をめぐらしてみてください。

ポイント

❶最期の瞬間をしっかりイメージする

❷映画の名場面に負けないラストシーンをイメージする

❸ラストシーンの想像で心がときめく

死んだ先のことを考える

前項で、死を見つめ、死に対する覚悟を深めていくことがボケの予防につながると書きました。死を見つめれば見つめるほど気になるのが、死んだ後はどうなるのかということです。それによって、死に対する覚悟も変わってくるでしょう。

その死後の世界について、まだご健在だった落語家の立川談志《たてかわだんし》さんに聞いたことがあります。

「そうよなぁ。誰も帰って来た奴はいねえからなぁ……余程《よほど》、好《い》いところなんだろう」

というのが答えでした。言い得て妙というのはこのことです。いくら思案しても、これ以上の答えは出てきません。あの世に行ってしまわれた談志さんにどうでしたかと聞いてみたいものですけれど。

解剖学者で『死の壁』（新潮新書）の著書がある養老孟司《ようろうたけし》さんは死についてもっと、はっきりした考えを述べられました。死には一人称（自分）の死と二人称（他人）の死があって、一人称の死は、みんなあると思っているけれど、実はないのだというのです。その死は出現した瞬間、それを問題とする自分はいないのだから、自分にとってそんなものは存在していないのだというのです。

なるほど、と思います。自分にとって自分の死は存在しないのであれば、それについて考えても意味がありません。死について考えて意味があるのは、死後の世界がある場合だけになります。

ですから私は、死後のことは誰もわからないけれど、死後の世界があるものとして考えることにしています。そう考えると、都合がいいのです。

ホリスティック医学の追求も、体《たい》を成《な》すにはあと20年、30年は必要だろうし、大好きな太極拳も、とてもこの世だけで極めるのは無理です。あの世で続けたいことがたくさんあるのです。

作家の遠藤周作《えんどうしゅうさく》さんはこういうことをおっしゃっていました。

70代の前半ともなると、もう一つの大きな世界からの囁《ささや》きが聞こえてくる。その囁きに耳を澄ますのが老いというものなのだ。

私は80歳を超えたのに、まだこの囁きが聞こえてきません。でもいつかは聞こえてくるという予感を掌中《しょうちゅう》の珠《たま》のように大事にしています。

あの世があると考えると心がときめくのは、先に行って私を待っていてくれる人たちへの思いが膨らむからです。

両親や家内は言わずもがな、まず思い浮かぶのが、太極拳の師であり、酒仙李白《しゅせんりはく》にも匹敵するような無類の飲み手である楊名時《ようめいじ》先生。再び一献《いっこん》酌み交わすのが楽しみです。

次に手術の名手で東大第三外科、都立駒込病院外科を通しての同僚だったKさん。盃を傾ける姿が忘れられません。さらに中国は内モンゴル自治区ホロンバイル大草原の友人たちと、挙げていくと枚挙《まいきょ》にいとまがありません。
皆さんもあの世で再会できる人たちを思い浮かべて、心をときめかせてください。それがボケの予防につながります。

ポイント

❶ 一人称（自分）の死は実は存在しない
❷ 死後の世界があるものとして死を考える
❸ あの世で再会できる人を思い浮かべる

凜《りん》として老いる

死ぬまでボケないということを考えたときに、私が思い浮かべるのは「凜として老いる」という言葉です。この言葉が思い浮かんだのは、94歳で亡くなった佐《さ》藤《とう》初《はつ》女《め》さんと同席したときでした。

青森で「森のイスキア」を主宰されていた初女さんをご存知でしょうか。「森のイスキア」は悩みを抱えた人などを受け入れる癒《い》やしの場でした。そこで出される初女さんのおむすびやぬか漬けで励まされた人は数えきれません。

初女さんとのお付き合いはずいぶん長くて、そのなかで私が「森のイスキア」をお訪ねしたり、初女さんが私の病院に見えたりしていました。また初女さんは毎年、埼玉県川越《かわごえ》市で講演会をされたので、懇親会でお会いできるのを楽しみにしていました。いつも並んで座って酒席を共にするのですが、初女さんは東北の女性らしく熱燗《あつかん》。私はウイスキーか焼酎のロック。飲むものは違っても、互いに酒好きであることは手に取るようにわかりました。

もうだいぶ前になりますが、初女さんが90歳を超えたと聞いて、急に不安になったことがありました。初女さん、認知症は大丈夫だろうかと気になりだしたのです。その年の懇親会は私が会場に先に行って、初女さんをお待ちしました。しばらくして初女さんが部屋に入って来ました。その姿を一目見て、あっ、大丈夫だと思いました。それと同時に私の右上の中空に「凜として老いる」という文字が墨痕淋漓《ぼくせきりんり》とばかりに浮かんで来たのです。

初女さんが凜としていたのは、まず歩き振りです。音もなくリズミカルに足を運ばれます。顔の艶《つや》がいいこともありますが、凜として老いることのポイントは歩き方にあります。

私が関わるシンポジウムに演者として来ていただいた宗教学者の山折哲雄《やまおりてつお》さん（1931年生まれ）も、凛として老いていると感じさせる方です。会場に入って演台に立つ時の歩き方がいいのです。京都にお住まいの山折さんは、その頃は早朝の洛中を作務衣《さむえ》姿で1万歩近く歩くのが日課だったというのですから、さすがです。

もう一人、歩く姿に感銘を受けたのが、92歳で亡くなった伊那谷の老子こと、加島祥造さんでした。一度いっしょに天竜川《てんりゅう》の土手を歩いたことがあるのですが、私より一回りも年上だというのに、足には自信があった私がどんどん置いていかれました。背筋をしっかり伸ばして、やはりリズミカルな歩き方です。その後ろ姿を見て、ふと思ったのがサン＝テグジュペリの『星の王子さま』でした。老子と星の王子さま、どこかにつながりがあるのかもしれません。

リズミカルなウォーキングの効果が最近、明らかになってきています。リズム運動が脳内物質のセロトニンを分泌させて、心身のバランス（自律神経）を整え、さらには脳への血流の促進と刺激が、認知症の予防につながるというのです。

まずは背筋を伸ばしてリズミカルに歩きましょう。それが凜として老いることの第一歩になります。

ポイント

❶死ぬまでボケないために凜として老いる
❷凜として老いるためには歩き方が大事
❸背筋を伸ばしてリズミカルに歩こう

孤独な旅人であることを感じる

ボケないためには心のときめきが必要だとこれまで書いてきましたが、人生にはときめきとは相反する感情もつきまとっています。

それは、生きるかなしみです。脚本家の山田太一《やまだたいち》さんが編者になり、さまざまな方の文章を集めた『生きるかなしみ』（ちくま文庫）という本があります。私はこの本に出会って感銘を受け、山田さんとも対談をさせていただきました。山田さんは、人間のはかなさ、無力を知ることこそが大切だという気持ちで、この本をまとめたとおっしゃっていました。まさにその通りだと思います。

生きとし生けるものは、すべてかなしみを抱いて生きているのです。私は時間があると、ひとりでぶらりとお蕎麦屋さんに入って一杯やることがあるのですが、そこで出会うサラリーマン風の男性はやはりひとりで杯をかたむけていて、肩のあたりに哀愁がただよっています。その姿に生きるかなしみを共感します。

なぜ、人は生きるかなしみを感じるのでしょうか。それは孤独な旅人だからだと思います。人の命の根源は138億年前ともいわれるビッグバンとともに生まれ、46億年前に地球が出現すると、ただひとりで地球にやってきて、何代もの親子関係を通り抜けて、今の私にいたるのです。なんと壮大な旅程でしょう。そしてこの後、どこに行くのでしょうか。私はやはり、ひとりで虚空に帰っていくのだと考えています。

「月日は百代《はくたい》の過客《かかく》にして、行きかふ年もまた旅人なり。舟の上に生涯をうかべ、馬の口とらへて老をむかふる者は、日日旅にして、旅を栖《すみか》とす。古人も多く旅に死せるあり」

松尾《まつお》芭蕉《ばしょう》『おくのほそ道』の序文です。月日も年も、時は永遠の旅人だというのです。だから時が旅する人生は、旅そのものだということになります。

『おくのほそ道』の中で私の好きな句といえば、

行く春や鳥啼《な》き魚の目は泪《なみだ》

夏草や兵《つわもの》どもが夢の跡

五月雨《さみだれ》の降り残してや光堂《ひかりどう》

といったところでしょうか。いずれの句も旅情にあふれています。私たちは虚空に向かう孤独なる旅人。旅人は旅情を抱いて生きています。喜びと悲しみ、うれしさとさびしさ。錯綜《さくそう》するしみじみとした旅の想いです。その根底には、生きるかなしみが横たわっています。

地方に出張に出かけると、帰路の空港や駅のレストランで旅情に浸《ひた》ります。生ビールを2杯、地元の焼酎のロックを2杯飲む、40分ぐらいの時間です。

私に身近な人たちをはじめ患者さんやその家族の方々の生きるかなしみに思いを遣り、わが来し方行く末に思いを馳せるのです。人々の生きるかなしみに思いを遣ることによって、私の中にある種のやさしさが生まれ、来し方行く末に思いを馳せることによって私の中に謙虚さが生まれます。

こうした心を深める時間こそが、ボケ防止につながるのだと思っています。

ポイント

❶誰もが抱いている生きるかなしみ

❷私たちは虚空に向かう孤独なる旅人

❸旅情に浸ることがボケ防止につながる

直観力を鍛える

ローマ時代の名医ガレノスに端を発し、19世紀後半のルイ・パスツールに至って頂点をきわめたのが、分析的な医学です。それに対して異を唱えたのはフランスの哲学者アンリ・ベルクソンでした。

いくら分析を重ねてもそれだけでは、人間まるごとをつかむことはできない、そのためには直観が必要である、とベルクソンは言うのです。医療はエビデンスを伴った治療法＝戦術を駆使することによって、治癒を手にしようとするものです。ただ闇雲《やみくも》に治療を重ねても効果は生まれません。多くの戦術を統合する戦略があってこそ効果が生まれるのです。

大事なのは治療に対する戦略であり、この戦略を左右するのはつきつめていくと直観です。大河の流れは理屈ではなかなか感じ取ることができません。流れを感じて戦略を立てるには、ある種のセンスが必要です。それが直観なのです。

医者だけでなく、患者さんもさまざまな選択を迫られます。手術をするのかしないのか、抗がん剤治療はどうするのか、どの病院で治療を受けたらいいのか、代替療法はどうするのか、といったことです。

一番いい選択をするために、さまざまに情報を集めたり、信頼できる人に相談したりすると思います。しかし、それでも迷って悩みます。この悩むことが重要なのです。

その結果、ぱっと直観が働いて、こうしようと決めることができます。

直観とは内なるエネルギーが高まって、ある限界を超えたときに出てくるひらめきです。悩むことでエネルギーが高まるのです。直観は内なるエネルギーからのメッセージです。

直観とは別に直感という言葉もあります。こちらは少しニュアンスが違うようです。辞書を調べてみると、直感は心で直ちに感じ知ることであり、直観は精神が直接に知的に把握することを指しているようです。直観は直知ともいいます。精神も心には違いないでしょうが、心の中でも知性的・理性的で、能動的・目的意識的なものをいうのです。対象を見る心のレベルが、直感より直観の方が高いということになります。ですから、戦略的な判断をするのは、直観の方なのです。

直感も直観も心の大事な働きですが、認知症との関係を考えると、精神という心の中枢の働きである直観の方が重要です。直観力を高めることは認知症予防につながると考えられます。

では、直観力を鍛えたり、磨いたりするにはどうすればいいのでしょうか。

まずは、日頃から自分の直観を大事にすることです。この治療は自分に合わないようだとか、この薬は飲みたくないという思いがわいてきたら、その直観を軽視しないで主治医と相談してみてください。
あるいは、麻雀のような勝負事や競馬のような賭け事も、直観力を鍛えることにはプラスです。好きでやっている勝負事や賭け事が認知症予防になると思うと、より楽しくなっていいではありませんか（笑）。

ポイント

❶流れを感じて戦略を立てるには直観が必要
❷直感より直観の方がレベルが高い
❸直観力を高めることが認知症の予防に

祈ることの効果

「困ったときの神頼み」という言葉があります。日頃、宗教心がない人でも、どうしようもないときには「祈る」という行為にすがりたくなるのではないでしょうか。

私の知っている患者さんにも、行く先々で神社仏閣があると必ずお参りして祈る人がいます。この方はただ祈るだけでなく、抗がん剤による化学療法をした後に食事療法をはじめとする代替療法も実践し、見事に急性骨髄性白血病を克服されました。

「祈り」を医療の中でどう位置づけるかというのは、実は大事なテーマです。

心と自然治癒《ちゆ》の関係を研究して世界的に知られるラリー・ドッシー博士は、『祈る心は、治る力』（大塚晃志郎訳、日本教文社）で、こう書いています。

〈祈りの力が、よみがえりつつある。……20世紀の大半にわたって隅に追いやられた後、今や現代医学において、祈りは、ステージの中央にその場所を移しつつある〉

実際に祈りと治癒効果の関係についての研究が、多数行われるようになっているのです。

祈りを行う患者さんのグループと、行わない患者さんのグループの治癒効果を比較するのですが、そうした研究の半数以上で祈りには治癒効果があるという結論が出ています。

この治癒効果について、分子生物学者の村上和雄さん（筑波大学名誉教授）は遺伝子のレベルで説明しています。

ひとりの人間の全遺伝子情報（ゲノム）は約32億の化学の文字（塩基配列）か

ら成り立っていますが、そのうち通常に使われるのは2、3％に過ぎないのです。つまり、ほとんどの遺伝子情報は使われていません。遺伝子情報が使われることを「遺伝子発現の活性化」といいます。そして、この活性化のオン、オフのスイッチに祈りは関与しているというのです。

村上さんは日常的に祈りの実践をしている高野山真言宗僧侶の遺伝子発現のオン・オフを検討しました。その結果、僧侶の体で遺伝子発現がオンになっているのはI型インターフェロン関連遺伝子だったというのです。I型インターフェロンはウイルスから体を守っているタンパク質です。僧侶の祈りの実践が、免疫力を高める遺伝子のスイッチを入れていると推測されるというわけです。

祈りが免疫力を高めるのだとしたら、認知症の予防にもつながるのは、間違いないところでしょう。

ここで大事になるのは、どんな祈りをするかです。

ドッシー博士は神に何かを依頼するというような祈りは本当の祈りではないと

います。

必ずしも宗教的な祈りではなくてもいいのです。「いわば『至高の存在』に対して波長を合わせ、身をゆだねるような感覚」を持つ。それをドッシー博士は「祈りに満ちた心」だと言います。

自分の現世利益のためではなく、家族、仲間、周りの人、社会全体のために、「祈りに満ちた心」を持つ。それが大事なのではないでしょうか。

ポイント

❶祈りには治癒効果があるという研究結果が
❷祈りが遺伝子発現のスイッチを入れる
❸「祈りに満ちた心」を持つことが大事

瞑想は認知症の予防になる

瞑想というと仏教では禅宗の座禅、キリスト教では修道院での祈りといったように、宗教体験と結びつけて考えがちです。でも、辞書をひいてみると、宗教とは無関係に説明されています。

「目を閉じて静かに考えること。現前の境界を忘れて想像をめぐらすこと」（広辞苑）

ある大手の商社マンに聞いたのですが、中近東の砂漠地帯の国に駐在中、暑くて何もする気にならず、仕事もそれほど忙しくなかったので、ひたすら瞑想にふけっていたそうです。毎日、ぼんやり砂漠を眺めていたのでしょうか。そうしたら、すこぶる身心の状態がよくなったというのです。

わたしの病院の気功道場のメニューにも瞑想の時間があります。火曜日の朝7時半からです。もともと気功の「元極学《げんきよくがく》」の時間だったのですが、今は元極学を離れて行うようになりました。

出席者は胡座《あぐら》、半跏趺坐《はんかふざ》、正座など思い思いの方法で坐って、目を閉じて全身をリラックスさせます。元極学の音楽をバックに20分間、瞑想にふけるのです。各自がそれぞれのやり方で瞑想するのですが、大事なのは、吐く息で体内の気を天（虚空）に手渡し、吸う息で天の気をいただくことです。これを数回でもできれば、瞑想の価値があります。

さて、それでは瞑想と認知症予防の関係はどうなるのでしょうか。

瞑想は身体を動かすことをやめ、視覚、聴覚などの五感の働きを静めます。さらに言語、理解、判断などの知的活動も停止の方向に持っていきます。

これは、大脳と小脳の働きをなくすということなのです。同時に脳幹の二つの神経路の働きも必要最小限になります。この神経路とは、一つは大脳の運動中枢の命令を手足に伝える下行性《かこうせい》神経路。もう一つは、これとは逆に手足や内臓からの知覚を大脳に伝える上行性《じょうこうせい》神経路です。つまり、瞑想とは脳と身体のつながりを最小限にする行為なのです。

その結果、脳全体のエネルギーは脳幹の中心部にある脳幹網様体《のうかんもうようたい》に集められます。そして、脳幹網様体を活性化するのです。

脳幹網様体の下部が活性化されると呼吸や血液循環などの活動が整えられ、上部が活性化されると大脳機能が活発になり、認知機能が高まります。まさに脳幹網様体の活性化は認知症の予防とつながりがあるのです。

私にとっての瞑想は、早朝に病院の道場に行き一人で舞う太極拳です。太極拳は本来、武術ですが、気功の側面もあります。その基本は調身、調息、調心です。身を調《ととの》え、呼吸を調えることで、心を調えていきます。

この調心とは雑念として心を一点に留めず、虚空に向かって無限に広げることです。沢庵《たくあん》和尚が『不動智神妙録《ふどうちしんみようろく》』で述べた「心をどこにも置かなければどこにもある」という境地です。いつでも思ったところに心を集中できます。その境地に向かって、瞑想を深めていきます。

ポイント

❶瞑想とは目を閉じて静かに考えること

❷瞑想は脳幹網様体を活性化し認知症予防に

❸心を虚空に向かって無限に広げる

怒りすぎると認知機能が低下する

かつて都立駒込病院で外科医として手術に明け暮れていた頃、看護師さんの間で私は「ほとけのおびっちゃん」と呼ばれていました。私が怒った姿を見たことがないというのです。

そして何年かすると今度は、「帯津先生は実は、ほとけでなく、ほっとけのおびっちゃん」だと囁《ささや》かれるようになりました。これは、何でもあれこれ言わずに、ただ放っておくという意味なのです。

私は、こうでなければならないとか、これだけは譲れないということは極めて少ないと考えています。ですから、大抵のことはどちらでもいいのです。「ほとけの」と言われると面映《おもは》ゆいので、「ほっとけの」と言われると気が楽だと思いました（笑）。

貝原益軒も『養生訓』のなかで述べていますが、老いとともに怒りっぽくなる人が少なくありません。かつての仲間が80歳近くになって怒りっぽくなったのを見て、「認知症になるんじゃないかな」と思うことがあります。怒りっぽい人と認知症の関係を示す統計的なデータがあるわけではないのですが、関係を推測することはできます。

心のときめきが自然治癒力を高める最大の要因であることは、再三、話してきました。この心のときめきは、怒りとは共存できません。だから、怒りが多ければ、それだけ心のときめきのチャンスが少なくなってしまうのです。ひいては自然治癒力も衰えて、大脳の認知機能も低下することになるだろうと思うのです。

また、怒りは自律神経のうちの交感神経を活性化させます。それによって副交感神経とのバランスを崩すことになります。このアンバランスが自律神経の高次中枢である視床下部を経て、大脳皮質に伝えられ、その機能を乱すことは、十分に考えられるところです。

さらに、怒りは大脳の高等感情が統制を失った状態です。大脳の秩序が乱れて、エントロピーが増大してしまっているわけです。生命の正常な働きはエントロピーを減少させようとします。怒りは大脳の認知機能が正常に働かない状態を作り出していると言えるのです。

やはり認知症予防には怒る機会を少なくした方がいいのです。

といっても、いったん怒りの感情が生まれてしまったものを、むやみに抑え付けようとするのも、体にいいとは思えません。自然な感情に身をまかせるということも、また必要なことなのです。

そもそも大切なのは、怒りの感情を生み出さないことです。それは「ほとけ」になることでしょうか。私は、ほとけになるほど、悟ってはいません。ただ、ひとつ言えるのは、以前にも書いたように（46ページ参照）、生きとし生けるものはすべてかなしみを抱いて生きていると考えています。周りにいる人たちみんなが、かなしみを抱えていると思えば、怒りの感情は消えていきます。

さらには「ほっとけ」ということ。これだけは譲れないということを年齢とともに、一枚一枚剝いで捨てていくことも大事だと思います。

ポイント

❶老いとともに怒りっぽくなる人が少なくない
❷怒りっぽい人と認知症の関係が推測できる
❸大切なのは怒りの感情を生み出さないこと

人付き合いの効果

これまでに述べたように認知症とがんの予防は共通点が多くありますが、認知症予防でこそ強調されることがあります。そのひとつが、人とのコミュニケーションの大事さです。つまり人付き合いということです。

人とうまく付き合って、円滑に会話するためには、高度な認知機能が求められます。周りの人とコミュニケーションを取るということは、知らず知らずのうちに脳の機能を活性化しているのです。また、温かい人付き合いにより、相手に対する思いやりの心が芽生えます。

すると前頭前野の神経伝達物質であるセロトニンの分泌が増えます。また相手との会話によって何らかの意欲がかき立てられれば、これまた前頭前野《ぜんとうぜんや》の神経伝達物質ドーパミンの分泌が増えます。いずれにしろ、脳の活性化に貢献するところが大きいのです。

さらに私が人との付き合いの重要性を感じるのは、生命の場ということに思いを巡らすからです。

体の中の生命のエネルギーの在りようを説明するのは、場の理論が必要だというのが私の考えです（175ページ参照）。

目に見えない電磁波を説明するのは、空間に広がる電場と磁場の存在が前提になります。それと同様に生命の場というものがあると思うのです。

その生命の場は、電場や磁場が宇宙空間にまで広がっていくように、体の中だけにはとどまらないのです。

例えば、私が埼玉県川越《かわごえ》市の病院で診療をしているとき、私の生命のエネルギーは私の中だけでなく病院全体に広がっているのです。そして病院には私以外に多くのスタッフ、患者さんがいます。その人たちのエネルギーも病院全体に広がっています。そうした多くの人たちの生命のエネルギーが重なり合って、病院の中に生命の場が形成されます。

それぞれの人たちのエネルギーが高まれば、生命感あふれる場が生まれます。逆にそれぞれの人たちのエネルギーが低下すると、場全体のエネルギーも落ちて、いい場にはなりません。

場はうちの病院の中だけでなく、川越市全体にも広がっています。市を形成する商店街や企業や官庁などの場のエネルギーの総体が、川越全体の生命感を左右するのです。さらに場は日本全国に広がり、地球上に広がり、宇宙にまで届きます。その先にあるのは、宇宙を創造した虚空です。

いずれにしろ、エネルギーの高い場に身を置くと、私たちの内なる生命の場も高まります。つまり、いい人たちと付き合うと、お互いのエネルギーを高め合うのです。それにより大脳皮質も活性化するのですから認知機能にも影響します。

私はもっぱら、病院の職員食堂での晩酌で、スタッフとの付き合いを深めています。看護師、医師、栄養士らとですが、なぜか女性が多いのがうれしい限りです。気持ちよく杯を傾けていると、いやが上にも、職員食堂の場のエネルギーが高まっていきます。それに感謝して、一日が終わります。

ポイント

❶人とのコミュニケーションが大事
❷生命のエネルギーを説明する場の理論
❸エネルギーの高い場に身を置く

新しいことに接する

学習能力は大脳皮質の発達した動物ほど高くなり、人間で飛躍的に増大するといいます。

学ぶというのは人間にとって欠くことのできない行為であって、それこそが実は、大脳皮質を刺激して認知能力を高めることになるのではないでしょうか。

学ぶというと、学校での勉強の延長のように思うかもしれませんが、もっと気楽に考えてもいいように思います。新しいことに接して、それを自分のものにする。それで十分に学びだと思うのです。

そして、その学びの前提になる新しいことを求める気持ちも大事だと思います。いわゆる好奇心です。好奇心を持つことによって、心がワクワクします。私がこれまでに何度も重要性を語ってきた、心のときめきにつながります。

私にとって好奇心の筆頭は読書です。というよりは本屋さん巡りかもしれません。ひいきにしている本屋さんが東京・神田神保町《かんだじんぼうちょう》にあります。昔から店内のクリーム色の色調と独特な紙の匂いが好きでした。1カ月に1度は訪れ、1時間ほどかけて、見てまわります。そうすると、大抵1、2冊の本が私を待っています。そういう本は平積みされているのではなく、本棚にたった一冊、そっと置いてあるのです。これを手に取るときの心のときめきは格別です。

先日見つけた本は『「死」とは何か』(シェリー・ケーガン、文響社)というものでした。知らない出版社でしたが、こんな本を出しているのを知るとうれしくなります。

買い求めたら必ず読むというものではありません。手に入れただけで満足だったりするのです。それでは学びにならないと言われるかもしれませんが、新しいものに心を動かされただけでよしとしています。

実は私が本と同様に好奇心をかきたてられるものがもう一つあります。それはシングルモルトウイスキーです。仕事でスコットランドのグラスゴーに何度か出かけたときに出会いました。

ザ・マッカランから始まって、グレンフィディック、ハイランドパーク、ボウモア、山崎、白州、余市、イチローズモルトと、新しいシングルモルトを手にするたびに心がときめきます。

それをまた講演でしゃべったりしたものですから、シングルモルトがプレゼントされるようになりました。その包みを解き、まだ見ぬ新しい銘柄が現れたときのワクワク感といったら言葉で言いつくせません。

大脳皮質の細胞の一つひとつが、元気はつらつとしてくるのがわかります。これ、決してプレゼントの催促ではありませんよ（笑）。

新しいことに接するということ、ニュースを見ることもそうですね。といっても私は新聞をあまり読まないし、テレビニュースもＮＨＫの早朝のものだけです。でも、その30分のニュースに驚きがあります。世の中は驚きに満ちています。それがワクワクするのです。

皆さんも是非、新しいことに接するようにしましょう。

ポイント

❶新しいことに接して、それを自分のものにする
❷好奇心を持つことで心がときめく
❸新しいことに接して心をワクワクさせよう

常識にとらわれない

常識とは世間で一般的な意見、考え方のことをいうようです。その意味では、私は常識にとらわれない方かもしれません。最近のいい例が初詣《はつもうで》でしょうか。私は毎年、初詣を年末の31日に済ませてしまうのです（それは初詣とはいわないかもしれませんが）。

大晦日に親しい人たちと東京の柴又帝釈天《しばまたたいしゃくてん》に行って祈禱《きとう》してもらうのが恒例になっています。お正月の人混みを避けるには、これが一番いいのです。元旦には病院で回診をして入院患者さんに新年のあいさつをします。これも病院を開院した当初からの恒例です。

常識にとらわれないということで思い浮かぶのは、江戸時代に『翁草《おきなぐさ》』という大作を著した神沢杜口《かんざわとこう》（1710〜95）という人物です。

彼は京都町奉行所の与力をおよそ20年間務めたあと、病弱を理由に退職し、娘婿に跡を譲ります。その数年後に妻を亡くし、周囲から娘婿夫妻や孫と一緒に暮らすことを勧められるのですが、本人はそれを断ります。

「家族というものは一緒に住まない方がいい。風向きによって遠い花の香りが時々、匂ってくるように、家族とは時々逢うほうが風情がある」

というのです。それは江戸時代としてはまれな常識外れの老後の過ごし方でした。

さらに普通の老人と違うのは、終《つい》のすみかをさだめて落ち着こうとはしなかったところです。

「仮の世の仮の身には仮のすみかこそよかれ」

と言って、42年間に18回も引っ越したというのですから、たいしたものです。

住んだところは、京都の下町です。老人が隠居するには、自然に親しめて、のんびりできる場所がいいと思うのが普通ですが、そこも違いました。

もとより、隠居するつもりなどなかったようです。市井《しせい》の人となった後は、どこかに出来事があれば飛んで行って観察し、町の話題に耳を傾けて、それを丹念に記録したのです。

この見聞をもとに『翁草』２００巻を書き上げました。この『翁草』は江戸時代を知る第一級の史料として、今もなお生き続けています。

そのうえ彼は、80歳になっても、1日に20キロから28キロ歩いていたというのですから、それも常識を超えた老人です。

私には、一日京都の市中を歩き回った後、なじみの蕎麦《そば》屋さんあたりでひとり一杯やっている杜口の姿が目に浮かびます。これは当時としてはずいぶん洒脱《しゃだつ》な生き方だったのではないでしょうか。

彼はこうして悠然と余生を送り、86歳であの世に旅立つことになります。静かで眠るが如くの最後だったといいます。人生の前半は病弱だった杜口が、80過ぎまで認知症などとは無関係にかくしゃくと過ごすことができたのはなぜでしょうか。

私は常識にとらわれない彼の生き方に、その秘密があったと思います。常識にしばられることのない自分を持つことで、杜口の生命力は高まっていったのだろうと思うのです。

ポイント

❶常識にとらわれない人物だった神沢杜口
❷家族とは暮らさず京都の下町で転居18回
❸常識にとらわれないと生命力が高まる

粋《いき》に生きる

これは私の持論なのですが、粋に生きている人は認知症にならないように思うのです。

「粋」が何かについては哲学者、九鬼周造《くきしゅうぞう》さんの著書『「いき」の構造』（岩波文庫）に詳しいのですが、まずは広辞苑で調べてみます。二つの説明があって、ひとつは「人情の表裏に通じ、特に遊里・遊興に関して精通していること」とあります。

人情の表裏に通じているというのは、コミュニケーション能力に長《た》けていることの表れですよね。周りの人たちとの活発なコミュニケーションが認知症予防につながることは、よく知られています。

円滑なコミュニケーションのベースにあるのは思いやりの心です。己の生きるかなしみをいつくしみ、相手の生きるかなしみを敬うということでしょう。前頭前野で分泌する神経伝達物質のセロトニンは思いやりの心をもたらすものであり、逆もまたしかりです。思いやりの心が前頭前野を刺激して、セロトニンの分泌を助ける。それが認知機能の向上に寄与するのです。

「粋」についてのもうひとつの説明は「気持や身なりのさっぱりとあかぬけしていて、しかも色気をもっていること」というものです。これは九鬼周造さんの見解と重なります。九鬼さんは「いき」を構成するものとして、「諦め」「意気地」「媚態」をあげ「いき」とは「垢抜《あかぬけ》して（諦）、張のある（意気地）、色っぽさ（媚態）」のことだと定義しているのです。

垢抜けているというのは、いくら魅力があるとしても（例えばとても魅力のある女性に対しても）、それを最後まで追い求めればよいというのではなく、場合によっては諦めることも必要だというのです。そして、その諦め方も全面撤退だけが能ではなく、好位置をキープして次なるチャンスを待つという柔軟性を備えているのです。

張りのある、意気地があるとは物事をやり抜く気力です。さしずめ自己実現への道をゴールに向かって走り続けることでしょう。

しかし、ライバルが現れたら争うのではなく、お先にどうぞ、私はあとから行きますと道を譲ります。意気地がありつつ、謙譲の美徳を備えるということなのです。終わりなき自己実現の道を、楽しみながら走り続けるというのですからいいですね。

最後に色っぽさです。色気とは異性の気をひく性的魅力のことですね。昆虫は異性をひきつける性フェロモンというものを持ち合わせているといいますが、ヒトのフェロモンについてはまだ明らかになっていません。

でも、確かに色気のある人というのはいます。私は生命が躍動して生命のエネルギーが溢《あふ》れ出ることが、異性をひきつけるのだと思っています。

「垢抜して、張のある、色っぽさ」を持った生き方、いかがでしょうか。とても魅力的ではないでしょうか。そういう生き方ができれば、おのずと認知症からは遠ざかるに違いないというのが、私の考えなのです。

ポイント

❶人情の表裏に通じていることが認知症予防に

❷粋とは「垢抜して、張のある、色っぽさ」

❸粋に生きれば、おのずと認知症からは遠ざかる

内なる自由を獲得する

貝原益軒の『養生訓』に「貧賤なる人も、道を楽しんで日をわたらば、大なる幸なり」（巻第二の18）という一文があります。いい言葉ですね。たとえ貧しくても、道を楽しむことができれば大いに幸せだというのです。そして、その楽しみにより長命になると続きます。

この道とはどういうものなのでしょうか。やはり、その人が生きていく上での筋道のようなものでしょうか。つまり、自己実現のための道。益軒はそこまでは言っていないようです。趣味でも仕事でも誰もが楽しめる道でいいのです。

私がもうひとつ好きな言葉に「青雲の志」があります。日本では一般的にこの志は立身出世を求めるものととらえられていますが、中国の文献によると、「聖賢になろうとする志」のことだというのです。

聖賢とはどんな人のことでしょうか。西郷隆盛《さいごうたかもり》が愛読した、儒学者、佐藤一斎《いっさい》の著書『言志録《げんしろく》』には「聖人は死に安んじ、賢人は死を分《ぶん》とし、常人は死を畏《おそ》る」とあります。

聖人になると、生死を超越して死に対して安らかな気持ちになる。また聖人には届かない賢人も死を受け入れることができるというのです。

つまり聖賢とは、生きながらにして、生死を超越できた人のことなのです。それを知って、私も青雲の志を持って、生死の超越に向かって歩み続けたいと考えるようになりました。80歳を過ぎても、まだその域には至っていませんが、それが私にとっての道です。その道を楽しみながら歩もうというのですから、貝原益軒の教えは余裕があっていいですね。

また道といえば、『老子』の第四十八章に「学を為せば日に益し、道を為せば日に損す。之を損し又た損して、以て無為に至る」という一文があります。

亡くなった今も私が敬愛してやまない伊那谷の老子こと加島祥造さんは、これを解釈して、

〈誰だって初めは知識や礼儀作法を取り入れるさ、利益になるからね。けれども、それからタオにつながる人は、蓄えたものを忘れていくんだ。――いわば損をしてゆく。どんどん損をしていって、しまいに空っぽの状態になった時、その人は内なる自由を獲得する。それを無為というんだ〉（『タオ――老子』〈筑摩書房〉）

と訳しています。

そうなのです。道を為すとは内なる自由を獲得することなのです。加島さんはこう続けます。

〈無為とは知識を体内で消化した人が何に対しても応じられるベストな状態のこと、あとは存在の内なるリズムに任せて黙って見ていることを言う〉

道を歩むことによって、内なる自由を獲得し、あとは存在の内なるリズムに任せていく。まさに、これも生と死を超越することではないでしょうか。その境地まで達したら、認知症などというものは、超えてしまっています。
私はまだまだです。生きているうちに無理だったら、あの世で続きをやろうと思っています（笑）。

ポイント

❶道を楽しむことができれば大いに幸せ
❷道を為すとは内なる自由を獲得すること
❸生と死を超越すれば認知症は超えてしまう

青春はいらない

　サムエル・ウルマンの詩「青春」はご存知でしょうか。多くの人たちに愛誦《あいしょう》された詩ですから、覚えている方も少なくないと思います。一部を紹介します。
「青春とは人生のある期間ではなく、心の持ち方をいう。薔薇《ばら》の面差し、紅の唇、しなやかな手足ではなく、たくましい意志、ゆたかな想像力、炎える情熱をさす。（中略）ときには、二十歳の青年よりも六十歳の人に青春がある。年を重ねただけで人は老いない。理想を失うとき初めて老いる」（『青春とは、心の若さである。』作山宗久訳、角川文庫）
　この詩に感動したのはいつ頃だったでしょうか。

40代の前半、がんの征圧を夢見て食道がんの手術に明け暮れていた頃、それとも、40代の後半、埼玉県川越市に新しい病院を開設してホリスティック医学の確立を目指すようになった頃。記憶は定かでないものの、この詩のようにたくましい意志と燃える情熱を持って、理想を追い求めていたことは確かです。

この詩は次のように続きます。

「頭を高く上げ希望の波をとらえる限り、八十歳であろうと人は青春にして已《や》む」

ところが、80代に突入した私は、この詩のように青春の中にいるという気持ちは毛頭ないのです。20代の正真正銘の青春も、40~50代の情熱と理想もすでに忘却の彼方に吹っ飛んでしまいました。

「それでは寂しいではないか」と思う方がいらっしゃるかもしれませんが、そんなことは、まるでありません。貝原益軒が『養生訓』で「人生の幸せは後半にあり」と説いているように、「幸せ度」ということになると、吹き飛んでしまったわが青春よりも、現在の方がはるかに大きいのです。

その理由について納得がいったのは、大学時代の友人、大井玄氏の著作『呆けたカントに「理性」はあるか』（新潮新書）を読んだときでした。

大井氏は私などよりも、よほど認知症の専門家で、国立環境研究所の所長をつとめた後、臨床医として認知症に関わってきました。『「痴呆老人」は何を見ているか』（新潮新書）という著書もあります。

大井氏は『呆けたカント〜』のなかで、理性は情動よりも大切なのかということを問いかけ、哲学者ヒュームの次の文面を引用しています。

「理性は、情念の奴隷であり、またそれだけであるべきであって、情念に仕え従うこと以外になんらかの役割を申し立てることはできない」

つまり、ヒュームは行為が欲望や対人関係において生じる情動に左右されるのを見抜いていた、というのです。

振り返ってみて青春時代の理想とは理性の賜物《たまもの》でした。青春時代を彩った絢爛《けんらん》たる理性の数々を忘却の彼方に捨て去って、その水面下で育てられた情動によって、人生後半の幸せが生まれてくるのです。すなわち、人生後半の認知機能を高めるのは理性ではなく、情動なのです。もはや青春は必要ありません。

ポイント

❶青春の情熱と理想はすでに忘却の彼方に
❷「幸せ度」は80代の現在の方がはるかに大きい
❸人生後半の認知機能を高めるのは情動

一病息災で自分の身体に謙虚になる

あるサプリメントの新聞広告に、「70歳を過ぎても、気になるところが一つもない！」という健康をアピールするキャッチコピーが載っていました。それを言うなら、私は80歳を過ぎても気になるところが一つもありません。

といっても年2回の健康診断は満身創痍《まんしんそうい》なのです。血液検査で肝機能の指標であるγ《ガンマ》－GTPの値が250くらいあります（正常値は30ぐらい）。さらに、総コレステロールが250前後。中性脂肪は正常値をオーバーしています。また腹囲が90センチを超えていて、メタボリックシンドロームの仲間入りです。

でも、それが気になっているということはありません。γ－GTPは20年以上同じ値で高値安定です。ほかの肝機能がほぼ正常なので、よしとしています。メタボは、年をとったらメタボ気味のほうがいいというのが私の持論です（120ページ参照）。

ただ、γ－GTPにしろ、メタボにしろ、それが抑止力になっているのは事実です。酒は毎日、欠かしませんが、酒量は一定で飲みすぎないようにしていますす。食べることについても、好きなものを少しだけ食べるようにしていて、最近、付き合いで食べることをやめたら、体重がやや減ってきました。

一病息災という言葉があります。持病が一つぐらいある方が、まったく病気なしで健康な人よりも長生きするという意味です。

そういうことで言えば、私は一病どころか二病持っています。高血圧症と痛風なのです。いずれも60歳になりかかった頃から二十数年の付き合いです。

痛風は風邪と疲労が重なったとき左足の関節に痛みが走り、その後、茨城県の大洗《おおあらい》であん肝のステーキを食べたら2度目の発作が起きてしまいました。同じ頃にちょっと不調になり、内科の診察を受けたら高血圧症が発覚しました。

しかし、この二病を私はまったく気にしていません。いずれも薬を飲んで、症状が出ないようにしているからです。痛風は毎日2錠。高血圧症は、朝夕食後に1錠、夕食後に別の種類を1錠、計3錠飲んでいます。

このおかげで、尿酸値を気にせずにビールを飲めるし、血圧を気にせずに、イカの塩辛、カツオの酒盗《しゅとう》といった塩分たっぷりのおつまみを楽しむことができます。実はその後、メニエール病になり、右耳は難聴なので、二病どころではないですが、いずれも大して気になる症状ではありません。

一病息災というときに、一病を気にするようではだめだと思うのです。それでは生命のエネルギーが落ちてしまいます。

ただ、ちょっと気にかけておく、意識しておくことは大事だと思います。それにより、自分の体に対して謙虚になります。体内で微妙なブレーキが作動していることが一病息災の秘密なのでしょう。このブレーキは大脳皮質にも緊張をもたらし、認知機能の維持にもプラスに働くのではと思っています。

ポイント

❶ 80歳を過ぎても気になるところなし

❷ 症状が出なければ、気にならない

❸ 体内の微妙なブレーキが一病息災の秘密

イメージの力

イメージ療法という言葉をご存知でしょうか。この療法をがん治療に用いて世界中にその名を知られるようになったのが、米国のカール・サイモントン博士です。残念ながら2009年に亡くなりましたが、来日するたびに鰻屋《うなぎ》に一緒に出かけて、熱燗で一杯やる肝胆相照《かんたんあいて》らす間柄でした。英語圏ではただ一人の親友だったといえます。

サイモントン博士は放射線科の医師でしたが、そこで大きな疑問を抱くようになりました。同じ症状の患者さんに同じ治療をして身体的には同じ状態にもっていっても、回復する人と悪化する人に分かれてしまうのです。なぜなのでしょうか。博士はこの疑問を解くために患者さんの心理的、精神的な側面に着目するようになり、サイモントン療法を生み出しました。

この療法の最初の患者さんは頸部の進行がんを患った60代の男性でした。彼に放射線治療を施しながら、毎日3回、6週間にわたるイメージ療法を指導しました。

それは、白血球ががん細胞を攻撃するイメージを頭に思い浮かべるというものです。さらに関節炎になったときには、白血球がサンドペーパーを持って関節の棘《とげ》を削り取るというイメージを指導しました。

そんな子どもだましのようなイメージが治療のプラスになるのだろうかと思う人がいるかもしれません。しかし、人のイメージの力というものは、本人が思っている以上に心身に影響を与えます。

私の患者さんにも、海底にうずたかく積まれたがん細胞を大きな魚がやってきてパクリと食べて去っていくイメージを繰り返すことによって、骨盤内のリンパ腫転移を克服した方がいます。もちろん、治療はそれだけではありません。しかし、彼にとってイメージ療法がプラスになったことを私は実感しています。先に紹介した博士の患者さんも9年間にわたり小康を保ちました。

さて、それではイメージ療法は認知症にも有効なのでしょうか。私が思い浮かべるのは白隠《はくいん》禅師の「軟酥《なんそ》の法」です。これはまさに江戸時代に生まれたイメージ療法なのです。

まず、色も香りも清浄な軟酥（牛や羊の乳を煮詰めて作ったバターのようなもの）を鴨の卵大にして、頭のてっぺんに置いたとイメージします。その絶妙な風味が頭蓋骨から浸《し》み込み、脳細胞を潤《うるお》し、全体に浸みわたります。

その軟酥は、だんだんと下りてきて、両肩から左右の腕、両乳、胸膈《きょうかく》の間、さらには肺、肝臓、胃、腸、そして背骨、骨盤へと浸みていきます。

このように軟酥が体の中を浸み流れることをイメージすることで、五臓六腑《ごぞうろっぷ》の気の滞《とどこお》りや、その滞りによる痛みが流れ去っていきます。軟酥は体中を巡った後、両脚を温め、最後は足心（足の裏の中心）に至って止まります。
軟酥は頭蓋骨から浸み込み、脳細胞全体を潤すのです。これをイメージすれば、認知症の予防にもつながるはずです。

ポイント

❶がん治療にイメージ療法がプラスになる
❷白隠禅師の「軟酥の法」はイメージ療法
❸「軟酥の法」は脳細胞を潤し認知症予防に

第2章

ボケないための「食事」の習慣

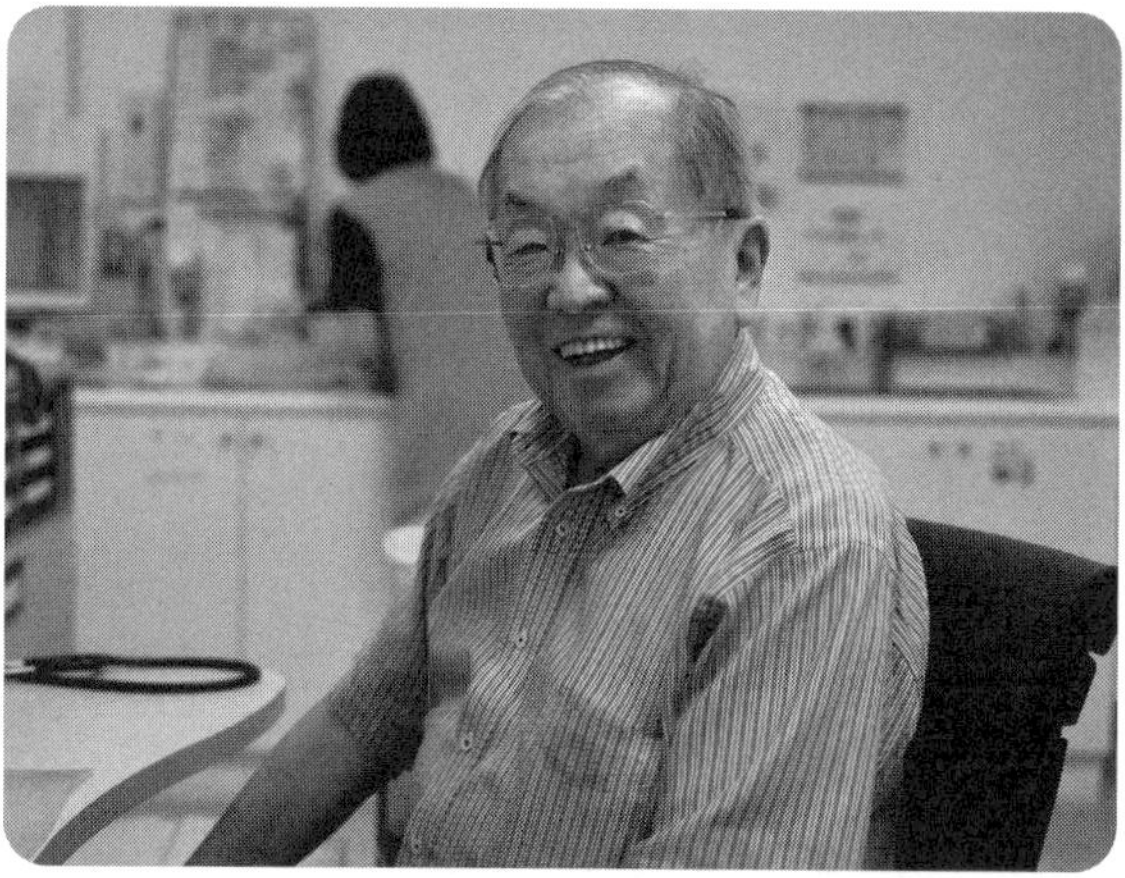

魚介類が認知症を予防する

養生の中心に置かれるのが食養生です。貝原益軒の『養生訓』でも、8巻のうち2巻が飲食に関するもので、食養生に重きが置かれています。健脳を考えたときも、食べ物が重要になってくるのは間違いないでしょう。

西洋医学からのアプローチでも、食が脳に与える影響がわかってきています。キーワードは抗炎症作用です。n－3系不飽和脂肪酸を摂取すると脳内で抗炎症作用を発揮します。その作用により神経細胞死を抑制し、神経の再生を促進するのです。

つまり、n－3系不飽和脂肪酸の摂取が健脳につながる食養生ということになります。

そこで注目されるのが、n－3系不飽和脂肪酸を多く含む魚介類です。魚介類が認知症を予防するという報告は少なくありません。魚介類に多く含まれるn－3系不飽和脂肪酸にはEPA（エイコサペンタエン酸）とDHA（ドコサヘキサエン酸）があります。これを多く含む魚を、含む量の多い順にあげてみましょう。

まずEPAについては、さんま、あんこうの肝、まいわし、ぶり、うなぎ、いさき、こい、さば、かつお、きんめだいの順になります。

DHAについては、さんま、あんこうの肝、きんめだい、ぶり、いさき、かつお、かんぱち、こい、うなぎ、まいわし、さば、さわら、あじ、すずきの順です。

いずれにも、日本人の好きなまぐろが入っていません。私もまぐろが好きなので、すぐ気づきました。しかし、まぐろにもEPA、DHAがそれなりには含まれていますからご心配なく。

次に気にしなければいけないのは、調理法による違いです。ＥＰＡもＤＨＡも油成分なので、調理の仕方によって失われる部分が出てきます。ちなみに刺し身で食べるときのＤＨＡを１００％とすると、煮物、焼き物で80％、揚げ物で50％に減少するといわれています。だから魚は煮たり焼いたりせずに、刺し身で食べるのが一番なのです。これは私自身の好みにも一致しています。

さらにＥＰＡもＤＨＡも酸化しやすいので、酸化を防ぐために抗酸化作用のある食品と一緒に食べるとよいといいます。ここで刺し身のつまや薬味を思い出していただきたい。大根、しそ、わさび、わかめと、いずれも抗酸化食品なのです。日本の食文化にある先人の知恵には侮《あなど》りがたいものがあります。

これまで、認知症の予防には心のときめき（歓喜）が必要だと書いてきました。私にとって、心のときめきのひとつは、毎日の晩酌です。今日が最後だと思って生きることにしている私は、この晩酌を最後の晩餐《ばんさん》だと思っています。まずはよく冷えたビールを一気に飲み干します。そして、晩酌のメインディッシュの双璧は湯豆腐と刺し身です。いさき、かつお、あじといった刺し身があれば、言うことはありません。

わきあがる晩酌の歓喜とＥＰＡ、ＤＨＡの相乗効果。これこそが認知症予防です。みなさんも、刺し身を大いに食べましょう。

ポイント

❶健脳につながる食養生とはどんなものか

❷魚介類に多く含まれるｎ－３系不飽和脂肪酸

❸歓喜わきあがる晩酌と刺し身の相乗効果

飲酒は認知症の予防につながる

休肝日はいらない、酒は毎日飲んで、肝臓を鍛えようと唱えている私にとって、酒と認知症との関係は気になるところです。

調べてみると、うれしい結果になりました。適量の飲酒は飲まない人に較べて、認知症発症を軽減するという報告が少なくないのです。

そのメカニズムは以下のようなものです。ひとつは、アルコールには血小板凝集抑制作用や善玉コレステロール増加作用があり、血管性の認知症発症を抑える方向に働くというのです。もうひとつは、脳内の神経伝達にたずさわるアセチルコリンの産出を、アルコールは増加させるというのです。

さらに注目されているのが、赤ワインなどに含まれているポリフェノールです。自然界に存在するものは、緑色植物が光合成で作り出す糖の一部が変化して生まれます。ポリフェノールにはさまざまな種類があります。赤ワインはアントシアニン、大豆はイソフラボン、緑茶はカテキン、カレー粉はクルクミン、ゴマはセサミノールといったポリフェノールが含まれています。

ポリフェノールには強い抗酸化力があり、活性酸素による酸化を抑制します。その作用により脳細胞の劣化を防ぐのです。さらに肝機能の向上、疲労回復、抗がん作用、動脈硬化の予防、抗菌作用とその働きは多岐にわたっています。

このポリフェノールは赤ワインに豊富に含まれていることがよく知られていますが、実はビールやウイスキーにも含まれているのだそうです。ビールの原料であるホップやウイスキーを熟成させるオーク樽にポリフェノールはしっかりあるとのことです。さらに芋焼酎をはじめさまざまな焼酎にもポリフェノールは含まれているというのです。

私は赤ワインはあまり飲まずに、ビールで始まって、次は焼酎かウイスキーです。ですからポリフェノール効果はないのかと思っていましたが、ビール、焼酎、ウイスキーでもいいなら、うれしい限りです。

私にとって、アルコール自体の効果を補ってあまりあるのが、酒席でのコミュニケーションとときめきです。憎からず思っている女性とたわいのない話をしながら酒を酌み交わし、最後にハグをして別れる。これで十分です。

ただし、ハグをするときには、自分からでなく、相手が来るのを一瞬、待たなければいけません。それでないと、セクハラになってしまいます。その結果、ただ抱き合うだけでもよいが、頬と頬が触れれば、これはまた格別です。

脳生理学者の有田秀穂先生（東邦大学医学部名誉教授）によると、ハグによってセロトニンの分泌が高まり、それにつれて、ドーパミンとノルアドレナリンも分泌されるのだといいます。

セロトニンには相手を思いやる働きがあり、ドーパミンは意欲をかき立てて、ノルアドレナリンはストレスに対する抵抗力を高めるのだそうです。こんな働きがあれば、ボケてなんていられません。まさに、ボケ防止の三羽烏といえます。ほろ酔い加減でセクハラにならないハグ。おすすめします。

ポイント

❶ **適量の飲酒は認知症発症を軽減する**
❷ **注目されるポリフェノールの効果**
❸ **酒席でのコミュニケーションとときめき**

コレステロールと認知症との関係は

生活習慣病への関心が高まるに連れて、コレステロールや中性脂肪の値を気にする人が増えました。血液中のコレステロールや中性脂肪が異常値を示す疾患を「脂質異常症」といいます。昔は「高脂血症」といっていましたが、呼び方が変わりました。コレステロールの値が高いだけでなく、低いことも問題になるということでしょう。

中性脂肪やコレステロールの値が正常範囲にないと、動脈硬化を引き起こすリスクが高まります。動脈硬化の原因になるぐらいだから、脳血管性の認知症と関係があるということは、考えられます。

しかし、アルツハイマー型認知症を含む、ほかの認知症とはどういう関係なのでしょうか。その結論はひとまず置くとして、私はどうも、コレステロールが悪者にされすぎているように思います。

コレステロールはすべての細胞膜を構成する成分です。これがなかったり、少なかったりすれば、細胞膜は機能をはたすことができません。私が長年、専門にしてきたがんとの闘いでは、コレステロールは重要です。がんに対抗する免疫細胞の細胞膜にコレステロールが不足していれば、十分に機能できないからです。

実際、ハワイの日系移民を対象にした調査では、コレステロールの値が低いとがんの発症リスクが高まるという報告があります。私の経験からいっても、がんの患者さんの多くは、血中のコレステロール値が低いのです。

健康志向が高まることによって、健康診断の結果に一喜一憂する人が増えています。しかし、健康診断で示されるコレステロールなどの値はあくまで目安なのです。私の印象で言えば、コレステロールが今のように気にされだしたのは、メタボリックシンドロームという言葉が広がってからではないでしょうか。しかし、それは騒ぎすぎだったように思います。別の機会に肥満と認知症についても触れます（120ページ）が、私は少しメタボの方がかえって体にいいと考えています。

さて、コレステロールと認知症の関係ですが、脳血管性の認知症のリスクは別にして、アルツハイマー型認知症については、コレステロールが発症リスクに関与するかどうかは、さまざまな報告があって、一定の見解が得られていません。

コレステロールは神経および脳・脊髄などに多く含まれています。なんと脳は、その70％が脂肪からできているのです。脳の神経細胞は情報を電気的に伝えていますが、そのときに漏電を防ぐために、神経の突起物を包んでいるのは脂肪です。脂肪の中には、当然、コレステロールが多く含まれているので、そのコレステロールが少ないと、さまざまな脳機能の低下をもたらす恐れがあります。

現状では軽々に論じることはできませんが、がん治療の現場に身を置いてきた直感としては、コレステロールは少し高めの方がいいように思っています。ですから、私自身は認知症を防ぐ意味からも少し高めに維持しています。

ポイント

❶コレステロールは本当に悪者なのか
❷がん治療にとっては悪者ではない
❸脳にとってもコレステロールは重要

コーヒーかお茶を飲んだ方がいい

身近にある飲食物の中で、認知症予防の効果が期待できそうなのが、コーヒーです。コーヒーの実や葉に含まれるカフェインには集中力を高める作用があることが知られていますが、認知症発症の抑制効果についても、いくつかの臨床研究で報告されているのです。

そのなかで注目されるのがスウェーデンとフィンランドの共同研究です。この研究チームはフィンランドで１４０９人を対象に20年以上にわたり調査を続けました。その間に対象者は65歳から79歳になり、このうち61人が認知症を発症したのです。うち48人がアルツハイマー型です。この認知症発症グループと発症しなかったグループを比較して分析した結果、コーヒーを1日3杯以上飲む人は、2杯以下しか飲まない人に比べて、認知症の発症リスクが60〜65%低下するという結果が得られたというのです。

カフェインの中枢神経への影響はまだ十分には解明されていないのですが、マウスによる実験では、カフェインの投与によってマウス脳内での老人斑（アミロイド斑）形成が抑制されるという結果も得られています。

コーヒーの愛好家にとってはうれしい限りの結果が出ているのです。

といっても、日本人に馴染みが深いのは、コーヒーよりもお茶ではないでしょうか。お茶の効用については、昔からさまざまに語られ、臨済宗を日本に伝えた栄西《えいさい》（1141〜1215）は「茶は養生の仙薬（とてもよく効く薬）なり、延齢の妙術なり」と述べています。実際、緑茶の健胃、解毒、虫歯予防、利尿、眠気覚ましといった効用は昔から知られています。さて、気になるのが認知症に対する効果です。

そこで重要になるのが、緑茶や紅茶に含まれるポリフェノールの一種であるカテキンです。このカテキンには抗酸化作用があり、発がん抑制、動脈硬化予防、脂質代謝異常の抑制といった効用があるのですが、やはり、認知症にもプラスに働くというのです。

70歳以上の、今度は日本人1003人を対象にした調査があります。対象者の記憶、見当識、注意、遂行機能などを調べて認知症かどうかを判定した結果、1日の緑茶の摂取量が1杯（100ミリリットル）未満のグループと2杯以上のグループでは差が出ました。2杯以上飲むと、認知症の発症率が54％低下するという分析なのです。

昔のお年寄りは、何かにつけてお茶を飲んでいましたが、その習慣は意味あることだったのです。コーヒーが苦手という人は、かわりにお茶を飲むようにするといいと思います。

でも、実は私はコーヒーもお茶も飲まないのです。先日も仕事でホノルルを訪れ、ホテル内のレストランで朝食をとるときに、ウェイターさんが「カフェ　オア　ティー？」と聞いてきました。

私の答えはいつも同じで「ノオ！　ビィア！」です。

「飲酒は認知症の予防につながる」の項（104ページ）で書いたように、酒も認知症予防になるということで、よしとしています（笑）。

ポイント

❶ **認知症予防の効果が期待できるコーヒー**

❷ **お茶に含まれるカテキンにも効果が**

❸ **コーヒーが苦手な人はかわりにお茶を**

昼寝は認知症予防にプラス

認知症と睡眠は関係が深いようです。

アルツハイマー型認知症の引き金になると見られているのが脳内でのアミロイドβ（タンパク質の一種）の沈着です。この沈着が起きると脳に老人斑（アミロイド斑）が生まれます。動物実験で対象の動物を断眠（眠らないように）すると、脳のアミロイドβの沈着が3倍に増えるというのです。

まだ、はっきりはしていないのですが、日中の活動で脳内に生まれたアミロイドβは、睡眠によって脳から排出される仕組みになっているようなのです。ですから、よく寝ることが脳に老人斑を作らない対策です。

ところが、年をとると眠ることが難しくなります。患者さんからもさまざまな訴えを聞きます。「寝つきが悪い」「夜半に目が覚めて眠れない」「夜間頻尿で何度も起きる」。

睡眠を促進するのは松果体ホルモンであるメラトニンです。このメラトニンの分泌が年齢の増加とともに減少するのです。アルツハイマー型認知症では、さらにメラトニンが減少してしまうので、睡眠が短くなってしまい、それでアミロイドβを排出できないという悪循環が生まれます。

睡眠は年齢によって、かなり変化します。

欧米の約3500人を対象にした調査では、平均睡眠時間は5〜10歳では8時間以上ですが、30〜65歳は6時間台、70歳をすぎると5時間台でした。

ですから、年をとったら8時間睡眠を目指すというのは、もとより無理があるのです。睡眠量が減って、アミロイドβが沈着するのは、ある程度、目をつぶらなければならないのかもしれません。

でも、ひとつ朗報があります。昼寝が認知症予防にプラスに働くというのです。つまり、夜に眠れない分を昼寝でカバーすればいいのです。ただし、寝すぎはよくありません。60分未満の昼寝はアルツハイマー型認知症の発症リスクを下げ、60分以上はリスクを高めるというデータがあります。

ちなみに私自身は、長い間、午後9時半就寝で午前3時起床の5時間半睡眠でした。3時半すぎには病院に出かけて、仕事を始めます。午前中の外来診療中に睡魔に襲われると、机の上に両足をのせて、仮眠をとることにしていました。5分寝るだけでも、頭がすっきりします。

ところが昨年、病院の近くに転居して睡眠のパターンが変わりました。睡眠時間が1時間のびたのです。そうなると午前1時半ぐらいに小用のために目が覚めます。前の方がよく眠れていたかもしれません。

やはり、それぞれに自分に合った睡眠のパターンを見つけるのが大事です。眠れない人は睡眠薬を飲んでもいいのです。

以前、本誌で対談した読売新聞グループ本社主筆の渡邉恒雄さんは70年にわたって毎日、睡眠薬を飲み続けているとおっしゃっていました。睡眠薬でしっかり寝ているせいか、渡邉さんには、認知症が入る隙がまるでなさそうでした。

ポイント

❶脳に老人斑を作らないためには寝ること
❷昼寝が認知症予防にプラスに働く
❸眠れない人は睡眠薬を飲んでもいい

後期高齢者はやせすぎに注意

肥満を辞書でひくと、「こえふとること」（広辞苑）とあります。その通りですよね（笑）。でも、もう少し肥満について具体的に語るとしたら、脂肪過多症という言い方があります。つまり脂肪が多すぎて、こえふとってしまうというわけです。

ところがこの身体の脂肪量を簡単に測定する方法というのは、確立されていません。

そこで、西洋医学では便宜的な肥満診断法が使われます。身長と体重、脂肪量の関係を統計学的に割り出して、肥満度を求めるようにしているのです。

体重（kg）を身長（m）の二乗で割って数値を出します。この値はBMI（Body Mass Index）といわれるもので、肥満度の指標となります。BMIが25・0以上のときに肥満と判定されるのです。

私の場合、体重68キロ（若いときより5キロ減少）、身長157センチ（若いときより3センチ減少）なので、BMIは27・5ということになります。肥満ではありますが、わずかなオーバーです。チョイメタといわれる部類でしょうか。

さて、このBMIと認知症の関係が研究されているのです。結論から言えば、中年と前期高齢者については、肥満によって認知症のリスクが高まるが、後期高齢者については、逆にBMIが低いと認知症のリスクが高まるというのです。

中年とは40歳前後、前期高齢者は65歳から74歳までです。この年代で調査したところ、BMIが30・0以上の肥満者は認知症のリスクが74％高まり、BMIが25・0から29・9でも、35％リスクが上がるというのです。一方、後期高齢者の場合は、BMIが低いことが認知症につながるというのです。

74歳までは肥らないようにして、75歳以上になったら肥るようにしろというのは、なかなか難しい注文かもしれませんが、なるほど、というところもあります。

75歳までの肥満の背景には運動不足があるという見方もあるのです。

75歳ぐらいまでは、まだまだ元気な人が多いですから、しっかり動いて、BMIを下げるようにした方がいいということではないでしょうか。

一方、75歳を過ぎたら、しっかり食べることに力を注いだ方がいいということなのです。高齢で元気な人は、よく食べます。肉などをモリモリ食べる人が少なくないのです。

そういう私は84歳ですが、実は肉が大好きです。蕎麦屋さんで飲んでいて、シメは体にいいとろろそばと思っていて、ついカツ丼を頼んでしまったことが何度もあります。これからはどんどん食べればいいとなると、気が楽です。思わずカツ丼を頼んでも反省する必要がないのですから。

臨済宗の中興の祖である白隠《はくいん》禅師が描いた禅画にすたすた坊主があります。お腹がぷっくり膨らんでユーモラスな姿なのですが、とてもゆったりして健康的な感じがします。本当は私もこのぐらいお腹が膨らんでもかまわないなと思っているのです。

ポイント

❶ **肥満診断法に使われるのがＢＭＩ**
❷ **中年・前期高齢者と後期高齢者でリスクが違う**
❸ **後期高齢者は肥満になってもかまわない**

高血圧は認知症のリスクが高い

血圧がちょっと高めだと気にしている人は少なくないと思います。厚生労働省の２０１６年の調査では、最高血圧が１４０㎜Ｈｇを超える人（20歳以上）は男性で34・６％、女性で24・８％。血圧が高いと認知症になりやすいのかどうかを、心配している人も多いでしょう。

結論から言えば、血圧が高いと認知症になるリスクが高まります。

認知症にはアルツハイマー型とは別に脳血管性認知症があります。この認知症は脳の血管の壁が硬くなりもろくなって出血したり、脳梗塞を起こしたりして発症します。

血圧が高くなれば、出血や脳梗塞のリスクが高まりますから、脳血管性認知症になりやすいのは当然のことでしょう。脳出血、くも膜下出血、脳梗塞など、いわゆる脳卒中になった患者さんは、通常の約2倍以上認知症に進展するというデータもあります。

それでは、アルツハイマー型認知症はどうでしょうか。以前は血圧とは関連がないという見方もされていたのですが、最近はそうでもなくなってきました。

最高血圧が160㎜Hg以上の人の脳を病理学的に検討すると、脳血管病変が多いことはもちろんですが、脳重量が軽かったり、アミロイドβの蓄積が新皮質や海馬で多かったりするというのです。アミロイドβはアルツハイマー型認知症を引き起こすとみられるタンパク質です。また最低血圧が95㎜Hg以上の人では、海馬の神経原線維の変化が多く見られたというのです。血圧をコントロールすることで、アルツハイマー型認知症の発症予防や、進行を遅らせることができたという報告もあります。

つまり、アルツハイマー型認知症を含めて認知症予防にとっては、血圧が高いのはいいことではないのです。

高血圧だとわかったら、循環器内科を受診して適切な治療を受けるべきです。さらにライフスタイルに配慮して、心身のストレスと上手に付き合い、適度な運動を心がけましょう。また必要のない塩分摂取は避けたほうがいいでしょう。

ところが、こういう私も、実は高血圧患者のひとりなんです。それなのに、晩酌の友として、塩分が大好きときています。

例えば、イカの塩辛、カツオの酒盗、筋子、めんたいこなど。これらがない晩酌など考えられません。これまで何度も書いてきましたが、晩酌は私にとって、最大のときめきですから、ここで塩分をひかえることなど、とてもできないのです。

朝食と昼食では塩分をできるだけとらないようにしています。さらに私にとっての強い味方は降圧剤です。2種類の降圧剤を20年以上飲み続けています。ひとつは朝夕食後に1錠ずつ。もうひとつは夕食後に1錠です。この3錠のおかげで、晩酌は塩分を気にしなくていいのです。

私から晩酌のときめきを奪ってしまったら、そちらのほうが認知症のリスクが高まります。私にとっては、「降圧剤様様」です。

ポイント

❶ **血圧が高いと認知症になるリスクが高まる**
❷ **脳血管性だけでなくアルツハイマー型も**
❸ **高血圧だとわかったら、対応が必要**

よく嚙んで食べる

よく嚙んで食べるということには、さまざまな効用があります。

①食べすぎない。胃腸の感覚が脳にある満腹中枢に伝わるには時間がかかります。この時差のおかげで「もう満腹」と満腹中枢が感じたときには、すでに食べすぎているのです。よく嚙んでゆっくり食べると、時差で余分に食べてしまう量が減ります。

②唾液が増える。よく嚙むことで唾液が増え、口腔《こうくう》内の抗菌作用が高まり、歯周病などの予防になります。

③筋肉が鍛えられる。咀嚼《そしやく》のための筋肉は左右に咬筋《こうきん》、側頭筋など4種類があり、きわめて強力です。よく噛めば、これらの筋肉による筋力トレーニングの効果が期待できます。

④血糖値の上昇がゆるやかに。よく噛んでゆっくり時間をかけて食べると、血糖値の上昇スピードが下がります。これは、糖尿病の患者さんやその予備軍の人たちにとって、望ましいことです。

さて、それでは認知症に対する効用はどうでしょうか。私が子どもの頃は、しっかり噛むと頭が良くなるといわれました。これは、あながち根拠のないことではないのです。

咀嚼では咀嚼筋を中心として、口輪筋など多数の筋肉が関与しています。それらの筋肉が組織化された秩序ある運動をすることで、噛むことができます。

この咀嚼運動はいちいち頭で考えるのではなく、反射的に行われています。食べものを噛むときに、その噛み方を意識していたら、ものが食べられなくなってしまうでしょう。

反射運動の中枢は延髄と中脳にあり、さらに上位の中枢として大脳皮質がありきす。つまり、咀嚼により反射運動を繰り返すと、そのたびに、大脳皮質が刺激されるのです。

昔の人は噛むことと、脳への刺激を結びつけて、頭が良くなると言ったのです。これは認知症の予防にもつながります。

そして、もう一つ重要なのが、脳内伝達物質の分泌です。

脳生理学者の有田秀穂さんによると、リズミカルによく噛むことにより、前頭前野からの3種類の脳内伝達物質の分泌がよくなるのだそうです。この三つはドーパミン、ノルアドレナリン、セロトニンです。

ドーパミンは意欲をかき立て、ノルアドレナリンはストレスに対する反発力を強め、セロトニンは他人を思いやる共感力を高めるといいます。また、うつを防ぐ効果もあります。これらは、脳の健康には欠かせない要素ではないでしょうか。よく嚙むことは、やはり健脳につながるのです。

だからといって、一度に何十回も嚙もうなどと決めるのは考えものです。食事は嚙むためにあるのではなく、食べることを楽しむためにあるのです。『養生訓』の中で貝原益軒は「好《す》ける物は脾胃《ひい》のこのむ所なれば補となる」と語っています。好きなものは薬になるというのです。楽しんでよく嚙む、これが大事だと思います。

ポイント

❶よく嚙んで食べるとさまざまな効用がある
❷よく嚙むことは認知症の予防にもつながる
❸食を楽しんで、よく嚙むことが大事

肉を食べることの是非

肉を食べることは、体にいいのか、悪いのか。これがなかなか、答えが簡単ではないのです。

私が長年、たずさわってきたがん治療の現場では、肉類は悪者扱いされています。その根拠のひとつは、２０１２年に米国対がん協会が発表したがん予防のためのガイドラインです。

そこには、「加工肉（ベーコン、ハム、ソーセージなど）や赤肉（牛肉や豚肉など。鶏肉は含まない）の摂取を少なくしましょう」と明記されています。

ここで肉類の成分について整理してみましょう。肉には筋肉組織と脂肪組織があります。筋肉組織の成分は100グラム当たり、水分75グラム、たんぱく質18グラム、脂肪3グラムなどです。脂肪組織の成分は同水分8グラム、タンパク質2グラム、脂肪90グラムとなります。

そのほか、アミノ酸、乳酸、カリウム、ビタミン類などを含んでいます。特にビタミンB群については、すぐれた供給源です。

問題にされがちなのは、脂肪の部分です。脂肪の成分の基本は脂肪酸ですが、これには飽和脂肪酸と不飽和脂肪酸の2種類があります。

肉類に多い飽和脂肪酸は融点が高いため、人体内では凝固しやすく、血液の粘度を増して血行を悪くします。ですから、飽和脂肪酸を多く摂りすぎると、血中のコレステロールや中性脂肪が増えて、動脈硬化の原因になります。

不飽和脂肪酸はその構造によって、効果が違います。オリーブオイルやナタネ油に多く含まれる不飽和脂肪酸のオレイン酸は、LDLコレステロールだけを減らすという、いい働きをします。n－3系(オメガ3系)といわれる不飽和脂肪酸も、血液をサラサラにする効果があります。

ところが、n－6系（オメガ6系）といわれる不飽和脂肪酸は動脈硬化や血栓形成を促進する働きがあります。実は牛肉や豚肉などにn－6系が一部含まれているのです。つまり、飽和脂肪酸やn－6系の不飽和脂肪酸を含む肉類は動脈硬化を促進するため、脳血管性の認知症発症のリスクを高めます。

一方で、高齢になったら肉類を食べた方がいいという考え方もあるのです。100歳以上の人のタンパク質の摂取量を調べてみると、平均的な日本人よりも男女ともに総エネルギーに占めるタンパク質の割合が高く、しかも動物性のタンパク質の割合が高いというデータがあります。長寿の人は肉好きの人が多いという話がありますが、それを裏付けるデータです。

また、昨年に東京都健康長寿医療センターが出した健康長寿のためのガイドラインでは、やせと栄養不足を防ぐために肉類をしっかり摂取するように提案しています。

肉を食べることは体に悪いとも、いいとも言えるのです。私は食べ物に対して、「あれはダメ、これはダメ」とは、考えないようにしています。美味《おい》しく食べて、心をときめかせる。それで十分なのです。肉好きな人は、大いに肉を楽しみましょう。

ポイント

❶がん治療の現場では、肉類は悪者扱い
❷高齢者は肉類を食べた方がいいとの考えも
❸あれはダメ、これはダメはやめよう

タバコは認知症にも間違いなくマイナス

東京オリンピックの開催に向けて、さまざまな準備が始まっていますが、そのひとつにタバコの規制があります。

愛煙家にとっては、ますます肩身が狭くなりそうですが、国際的な基準からみると日本は喫煙に寛容すぎたのかもしれません。がん診療の世界では、発がん性物質の筆頭にあげられるのがタバコなのです。タバコは確実で最強の発がん効果を持っています。

今から30年ほど前になりますが、米国でがんの罹患《りかん》率が初めて下降しました。その理由はなんだろうかと思っているときに、米国の統合医学のオピニオンリーダーであるアンドルー・ワイル博士に会いました。そこでそのことを聞いてみると、「禁煙だよ！　決まっているじゃないか！」と吐き捨てるように言われてしまいました。米国ではすでに常識だった禁煙が、日本ではまだそれほどではなかったのです。

認知症にとってもタバコの害は確実です。タバコは脳の血流を低下させると共に、脳の重要な部分である灰白質の密度を低下させます。タバコが脳血管障害を引き起こすリスクを高めることは、間違いのないところなのです。

喫煙と認知症の関係は、九州大学が長年にわたり福岡県久山町で行っている調査研究でも明らかになっています。中年期と老年期にタバコを吸わなかった人に対し、ずっと喫煙を続けた人は、アルツハイマー型認知症で2・0倍、脳血管性認知症で2・9倍発症するというのです。これが、老年期に禁煙した人では、アルツハイマー型認知症で1・6倍に、脳血管性認知症で2・0倍に減少します。やはり認知症になりたくなければ、禁煙した方がいいのです。

私自身はタバコを吸いません。学生時代に一度試してみましたが、2～3回吸ったところで咳き込んでしまいました。それ以来、吸っていません。別にタバコが体に悪いとか考えたわけではなく、持ち歩いて、一回一回火をつけるのが面倒に思えたのです。面倒くさがりの性格がタバコに合わなかったのでしょう。

といって、タバコを嫌っていたわけではないのです。若い頃、病院での待機中によく麻雀をしましたが、周りはタバコの煙だらけでした。それは別に苦になりませんでした。

タバコを敵視しているわけではないので、愛煙家の気持ちもわからないではありません。がん患者さんの中には、体に悪いとわかっても、タバコをやめられない人がいるのです。そんなご主人を持つ奥さんから、「先生、叱ってください」とよく言われます。

でも、一日3本のタバコを楽しみにしていると聞くと、叱る気になれないのです。朝起きて、今日はこの3本をどのあたりで吸おうかと考えるのは楽しいでしょうし、それがあと2本、あと1本となると、楽しさが増すでしょう。まさにこれは心のときめきです。
タバコの害よりも、心のときめきによる生命力のアップをとるかどうかは、その本人の判断によります。

ポイント

❶タバコは確実で最強の発がん効果を持っている
❷認知症にとってもタバコの害は確実である
❸タバコの害と心のときめき、どちらをとるか

ニンニクがよく効く

私は自分の健康法について聞かれると「目には青葉　朝の気功に　夜の酒」と言ってきました。これは江戸時代の俳人、山口素堂《やまぐちそどう》のよく知られた句「目には青葉　山ほととぎす　初鰹《はつがつお》」を拝借したものです。

というのも、私はこの句が好きなんです。いや、ここで詠まれる旬の初鰹が大好きなんですね。

まだ空に陽の残る、そして風薫る五月の宵、初鰹での一杯を期待して居酒屋さんの戸を開けるときの気持ちは何ものにも代えられません。赤々と燃える鰹の刺し身に、ニンニクのスライスを貼り付けるようにしていただく。もうこれは至上の喜びです。そのニンニクがどうも認知症予防の強い味方らしいのです。こんなにうれしいことはありません。

ニンニクはビタミンB類が豊富で強力な抗酸化作用を有しています。米国の国立がん研究所がすすめるがん予防食の筆頭にくるのが、ニンニクなのです。ですから以前から一目おいていました。

中枢神経系の薬理学が専門の東京大学名誉教授の齋藤洋さんが監修した『認知症はこうしたら治せる』(ナショナル出版)に詳しいのですが、ニンニクに含まれるイオウ化合物に認知症予防効果の期待が高まっているのです。

イオウ化合物を含む野菜にはタマネギ、ニラ、ネギ、ラッキョウなどがありますが、ニンニクだけに含まれるS－アリルシステインというイオウ化合物がとてもいいようなのです。

S－アリルシステインには抗酸化作用、肝機能保護作用、免疫賦活作用、抗がん作用などがある上に、脳神経を保護し、神経突起の成長を促す効果を持っているというのです。

認知症で一番多いアルツハイマー型認知症では、アミロイドβというゴミのようなタンパクが神経細胞の周りに異常に蓄積して老人斑をつくります。その影響でタウタンパクが神経細胞の中に大量に溜まり、細胞が変性して神経の機能が失われます。

ですから、まずはアミロイドβを蓄積させないことが重要だとして、アミロイドβを標的にした治療薬の開発が進められてきました。しかし、あまりいい結果は得られていません。最近では、アミロイドβよりも、むしろタウタンパクに注目し、神経細胞の変性や細胞死を阻止する治療薬の研究に重点が移ってきているようです。

S－アリルシステインが注目されるのは、アミロイドβの蓄積を抑えるだけでなく、タウタンパクにも働きかけて、神経細胞の変性を阻止する働きがあると見られているからです。さらには、海馬の神経細胞の樹状突起分岐点を増やし、細胞の再生を助ける働きもあるというのです。アルツハイマー型認知症のあらゆる段階での効果が期待されているのです。

実は、アミロイドβの蓄積は認知症発症の20年前から始まると言われています。臭いなんて言っていられません。今すぐにニンニクを食べ始めるようにしましょう（笑）。

ポイント

❶ニンニクは認知症予防の強い味方になる

❷アルツハイマー型認知症の各段階で効果が期待

❸今すぐにニンニクを食べ始めよう

ナイス・エイジングのすすめ

認知症は、病というよりは老化現象の一つであるということを以前述べました。だからこそ、人間をまるごととらえるホリスティック医学のアプローチが必要になってくるのです。

そして、その老化現象とはどういうものなのかを説明しようとすると、さまざまな側面があって一口では語れません。大まかに言えば「老化現象」とは「老化によって体に起こるさまざまな変化。基礎代謝・循環・呼吸・腎・神経・免疫などの機能が低下し、疾患にかかりやすくなる」（広辞苑）ことだといえます。

ただ、そこに付け加えなければいけないのは、人間にとって老化は宿命だということです。生きとし生けるものにとって、老化とは自然な営みなのです。

ですから私はアンチ・エイジング（anti-aging）という言葉が好きではありません。老化に対抗しようというのは、無意味なことに思えるのです。それよりも、老化に身を任せながら可能なかぎりその質を高めていけば、いいのではないでしょうか。私はそれをナイス・エイジング（nice-aging）と名付けています。

ナイス・エイジングのためには、老化を加速させないことが大切です。老化により認知症に突入するのではなく、生命のエネルギーを高めたまま、あの世に飛び込みましょう。

近年、老化の新たな仕組みが注目されるようになってきました。それを知ることは、老化を加速させないために役に立ちそうです。

その仕組みのポイントは「糖化」です。糖化とはタンパク質が糖に結びつくことによって、劣化することをいいます。

この分野の専門家、牧田善二さんの著書『老けたくないなら「ＡＧＥ」を減らしなさい』（SB新書）に詳しいのですが、糖化で劣化したタンパク質は活性酵素をはるかにしのぐ、悪玉物質AGE（Advanced Glycation End-products 終末糖化産物）になるというのです。

AGEは老化を加速させる上にアルツハイマー型認知症とも関わりがありそうです。認知症で脳に生じる老人斑に大量のAGEが含まれているのです。

この悪玉のAGEを体内に生み出す要素として、以下の四つがあげられます。

①高血糖になる ②AGEを多く含む食物をとる ③紫外線を浴びる ④タバコを吸う

つまり糖質の取りすぎで血糖値が高くなると、その糖質がどんどんAGEを生み出すのです。またタンパク質を高温で加熱するとAGEが生じます。ですから、唐揚げなどにはAGEが多く含まれ、食べすぎに注意です。

逆に減らす効果があるのは、

①カルノシン ②ビタミンB_1、B_6 ③ポリフェノール ④糖質を含まない酒

なのだそうです。

カルノシンとビタミンB_1、B_6を豊富に含むうなぎと鶏肉は、私の大好物です。ポリフェノールは毎日食べる湯豆腐でOK。酒は糖質のない焼酎を一日も休まず飲んでいます。こう考えると私のAGE対策は悪くないようです。よかった（笑）。

ポイント

❶アンチ・エイジングでなくナイス・エイジング

❷タンパク質が糖化して悪玉物質AGEが生じる

❸AGEを減らす対策を考えよう

腸内環境を整える

最近、認知症と腸内細菌の関連性について書かれた記事が複数の新聞に載りました。朝日新聞は2019年2月8日付の朝刊で「認知症、腸内環境と関連？」という見出しで掲載しています。

記事は国立長寿医療研究センターなどのチームが発表した研究結果を紹介したもので、論文が英科学誌「サイエンティフィック・リポーツ」に掲載されたそうです。

研究チームは2016年3月から1年間、同センターのもの忘れセンターを受診した患者について、腸内細菌の構成割合や認知症の有無を調べました。

有効なデータが得られた60～80代の128人分を解析したところ、認知症と腸内細菌の構成割合には強い関連があることがわかったというのです。

腸に常在する「バクテロイデス」という菌が腸内細菌の3割以上を占めた人たちは、バクテロイデスが少なく、そのほかの菌の割合が多い人にくらべて、認知症の傾向が低く10分の1だというのです。

腸内細菌の構成割合と認知症発症の因果関係はわからないものの、腸内細菌の作る物質が脳の炎症を引き起こす可能性が考えられるというわけです。研究にあたったもの忘れセンターの佐治直樹副センター長は、「食習慣との関連も解明して食事などを通じた（認知症の）予防法の開発にもつなげていきたい」と話しています。

もとより腸と脳はホルモンや自律神経を通して密接につながっています。緊張するとお腹が痛くなったり、逆に便秘をするとイライラしたりします。脳の異常が腸に、腸の異常が脳に影響するという相互の関係があるのです。

腸内には数百から千種類以上の細菌が生息していて、その菌は三つに大別されます。乳酸菌やビフィズス菌などの善玉菌。大腸菌やウェルシュ菌などの悪玉菌。そして善玉菌でも悪玉菌でもないバクテロイデス属などの日和見《ひよりみ》菌です。

善玉菌は消化吸収を助けて免疫力をアップさせるなど、健康維持にプラスに働きます。一方、悪玉菌は腸内の内容物を腐敗させます。こうした菌のバランスにより、腸内環境が形成されているのです。そのバランスは善玉菌が20％、悪玉菌が10％、日和見菌が70％というのが理想だと言われていますが、年齢や食事の内容で構成比が変化します。

乳酸菌やビフィズス菌などの善玉菌は脳における神経伝達物質やその前駆体を産出すると見られています。認知症になった高齢者では善玉菌が激減し、悪玉菌が増加していることがわかってきました。これまで私は多少、腹具合が悪くても腸内環境に無頓着だったのですが、もっと気にした方がいいのかもしれません。

善玉菌を減らさないためにはまずは食事の内容を吟味することですが、活性生菌製剤を飲むという方法もあります。ビオフェルミン、ラックビー、ビオスリーといった薬です。あるいはサプリメントに目を向けると、乳酸菌生産物質というものもあります。いずれにしろ、腸をもっといたわることが大事なようです。

ポイント

❶認知症と腸内細菌の関連性が注目されている
❷腸と脳は密接につながっている
❸腸をもっといたわることが大事

第3章

ボケないために今日からできること

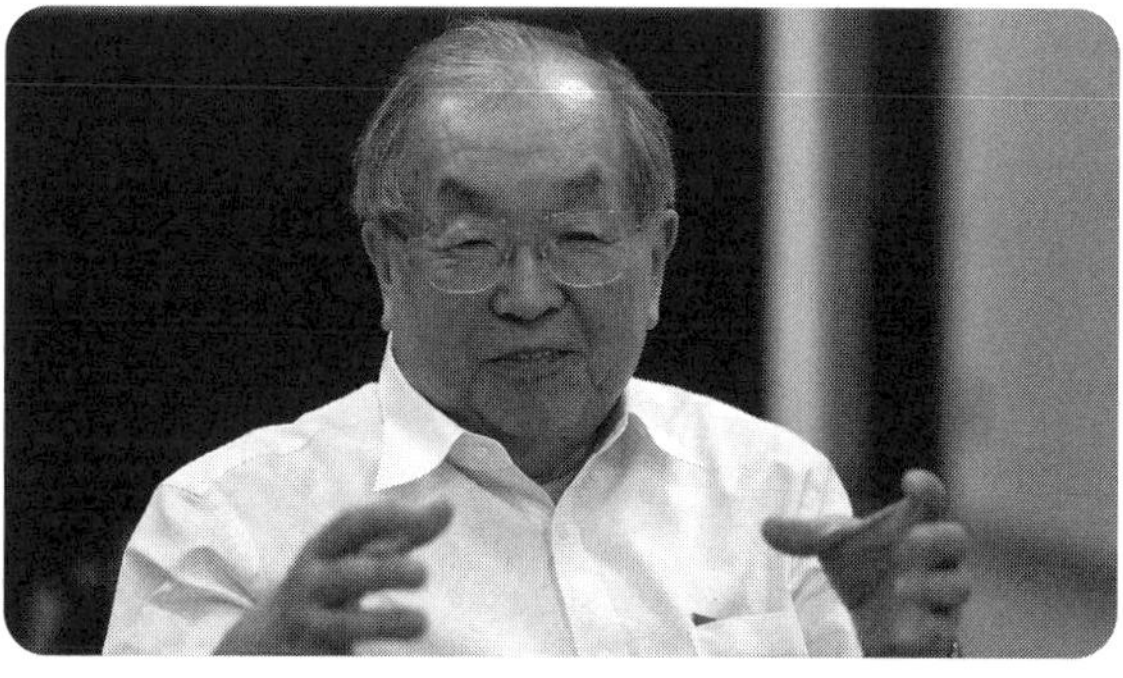

認知症への音楽療法

今回は認知症への音楽療法について取り上げたいと思います。認知症の患者さんにさまざまな音楽療法が行われ、効果が出ています。これはすでに認知症になった方に対しての療法なのですが、音楽が認知症の症状をやわらげるのであれば、認知症予防についても力を発揮するに違いありません。

と言っても、実は私は自他共に認める音痴で、音楽は苦手分野なのです。そこで、私が日頃、敬愛している音楽療法士に話を聞いてきました。

音楽療法の効果はさまざまです。

①音楽と共に体を動かすことによって、身体能力を維持向上させる　②音楽を

通じてお互いのコミュニケーション力を高める　③心理的に落ち込んでいる人を音楽で回復させる

といったように多様なアプローチがあります。

日本音楽療法学会の音楽療法の定義はこうです。

「音楽のもつ生理的、心理的、社会的働きを用いて、心身の障害の回復、機能の維持改善、生活の質の向上、行動の変容などに向けて、音楽を意図的、計画的に使用すること」

私は音痴ですが、「音楽のもつ生理的、心理的、社会的働き」というのはよくわかります。音楽にはそういう力があるからこそ、ヒトが誕生して以来、世界中の人たちが音楽を愛し続けてきたのでしょう。

認知機能が低下すると、日常生活での失敗が増え、自信を失ったり、自尊心を低下させたりします。

自分の言うことが周囲にわかってもらえず、周囲が言っていることがわからなくなって不安が高まり、抑うつ状態に陥ります。人とのコミュニケーションがなくなり、孤立して閉じこもってしまいがちです。そういう人たちの心を開くのに、音楽は効果的だというのです。

自分の名前がすぐに出てこない患者さんが、リズムに乗りながらだと自分の名前が言えたりするのだそうです。通常は過去のことを思い出すことができない人が、昔懐かしいなじみの歌を歌ったり、聞いたりすることで、昔のことをはっきり思い出し、その思い出を語ってくれたりするというのです。

認知機能が低下してしまって、会話が困難になっていても、ご本人が好きな歌だと歌うことができて、患者さん同士が交流することができるそうです。そういう事例を聞くと、音痴な私もいざというときのために、好きな歌をいくつか持っておいた方がいいなという気になります。

さて、こうした音楽の持つ力は認知症予防に対しては、どう働きかけるのでしょうか。

それは、やはり「心のときめき」だと思います。「心のときめきが最大の予防」（18ページ）に書きましたが、私は長年のがん治療の現場での体験から、心のときめき（生命の躍動による歓喜）こそが免疫力、自然治癒力を高める要因だと確信しています。

音楽を愛する人にとって、音楽はまさに心のときめきを生み出すものです。それは、私にとって太極拳が心のときめきを生むのと同様だと思うのです。

ポイント

❶認知症への音楽療法は効果が出ている
❷音楽には生理的、心理的、社会的働きがある
❸音楽による心のときめきが認知症予防に

認知症にはアロマテラピーが効く

アロマテラピーとは、植物の花、葉、果実などの芳香成分（精油＝エッセンシャルオイル）を利用して、心身の不調の改善や健康増進などを図る自然療法のことです。

精油の利用法としては

①機器で空中に拡散して芳香浴をする　②精油を混ぜた湯で入浴する　③成分を鼻や口から直接吸い込む　④希釈したものを体に塗ってマッサージする

などがあります。

いずれにしろ、良い香りの中に身を置くことが、心身のリラックスや気分の高揚をもたらすことは想像できます。

認知症では、物事を忘れてしまう記憶障害、時間や場所がわからなくなる見当識障害、いつもやっていたことができなくなる遂行機能障害などが起きます。こうした症状を中核症状といい、さらに、この症状から二次的に生まれる周辺症状（ＢＰＳＤ）があります。徘徊《はいかい》する、暴力的になる、抑うつ、無気力になる、妄想が生まれる、睡眠障害を生じるといったことです。

この周辺症状は中核症状から引き起こされるものですから、中核症状への対応次第で、症状の軽減や解消が期待できます。

アロマテラピーが認知症の周辺症状に効果的なのは以前から知られていました。精油は心身をリラックスさせますから、周辺症状を引き起こすストレスを緩和して興奮状態を沈静したり、睡眠障害を改善したりするのです。

注目されるのは、アロマテラピーが周辺症状だけでなく中核症状にも効果があるという研究報告があることです。アルツハイマー病の患者さん77人に、28日間、芳香浴によってアロマテラピーを行ったところ、中核症状である見当識の部分で効果があらわれたというのです。

アルツハイマー病の患者さんは脳の海馬にタンパク質の一種（アミロイドβ）が沈着し神経細胞が変化します。これが中核症状を引き起こすと考えられています。

ところが、アロマテラピーによる匂いの刺激は直接、海馬のある大脳辺縁系に伝えられ、その刺激が海馬で神経細胞を再生させることにプラスに働くのだと見られているのです。

確かに、匂いは脳に直接的に働きかけているように思いますね。匂いから記憶がよみがえるということがあります。これは、大脳にある嗅覚野に匂いの刺激が伝わると、記憶をつかさどる海馬にもその刺激が届いて、記憶が想起されるのだそうです。

アルツハイマー病の患者さんでは、物忘れなどの症状が出てくる前に、嗅覚の衰えに気づくことがあるといいます。ということは、逆に匂いによって脳を刺激して、嗅覚を衰えさせないようにすれば、認知症の予防につながるのではないでしょうか。

また、五感を刺激することは生命力を向上させることになります。さらに心地よい匂いで睡眠の質が高まれば、以前述べたように認知症の予防にプラスです。

私もアロマテラピーで脳を刺激してみたくなりました。

ポイント

❶アロマテラピーは認知症の周辺症状に効果的
❷周辺症状だけでなく中核症状にも効果がある
❸匂いの脳への刺激は認知症予防につながる

漢方から見た認知症

今回は漢方から見た認知症についてお話ししたいと思います。漢方は中国から伝わった医学を日本で発展させたもので、中国医学そのものではありません。しかし、基本の考え方は変わりません。

この漢方の世界でも認知症の治療・予防は重要なテーマになっています。西洋医学と違うのは、認知症の原因として次の四つをあげているところです。

(1)血瘀《けつお》。血流の停滞とそれに伴う症状、兆候のことで、疼痛《とうつう》やうっ血、潰瘍《かいよう》などが生じます。そして、脳の血流障害が起こることから、認知障害があらわれます。

(2)腎虚《じんきょ》。腎臓の精が不足した状態です。腎は五臓の一つで、生命活動を維持するための基本物質である精を貯蔵しています。また腎には骨髄や脊髄を生み出す働きがあります。脊髄は脳に通じているので、腎と脳は密接な関係があるのです。ですから、腎虚の状態になり精気が不足すると、脳の機能が低下して、精神疲労や健忘などの認知に関わる症状が生まれます。

(3)脾気虚《ひききょ》。全身への気血の供給が不足した状態。脾も五臓の一つで胃と表裏をなして消化機能を担当しています。その脾の機能が低下して消化吸収の働きが弱ると、全身の気血が不足してしまいます。これが認知機能の低下をもたらします。手足に力がなくなり、めまいや全身倦怠《けんたい》といった症状があらわれます。

(4)肝気鬱《かんきうつ》。気の流れが滞った状態。肝は胃腸の機能を調整して消化を助けたりしています。この調整機能が乱れると、気の流れが滞ってしまいます。気の流れは精神的な伸びやかさにも関わっているので、肝気鬱の状態は認知機能にも影響を与えます。

いずれにしろ、中国医学や漢方での認知症のとらえ方は、認知機能の低下を脳だけの問題だとは考えていません。これが西洋医学だと、臓器別にバラバラに見ようとするので、脳のMRI画像などを見て、脳のこの部分が萎縮しているので、認知機能が落ちているのだと診断します。

もっとも、「認知症を予防するためには」（14ページ）に述べたように、最近は認知機能の低下には免疫の力が関係しているという見解が生まれています。脳だけで認知症をとらえることは難しくなってきているのです。

さて、漢方では認知症の四つの原因に対応してそれぞれ生薬《しょうやく》があります。

(1)血瘀に対しては、当帰《とうき》、延胡索《えんごさく》、鬱金《うこん》、三稜《さんりょう》、丹参《たんじん》などの活血化瘀薬。
(2)腎虚に対しては、山薬《さんやく》、蓮子《れんし》、肉蓯蓉《にくじゅよう》、杜仲《とちゅう》、何首烏《かしゅう》などの補腎薬。

(3)脾気虚に対しては、人参《にんじん》、党参《とうじん》、黄耆《おうぎ》、白朮《びゃくじゅつ》、山薬などの補気・健脾薬。
(4)肝気鬱に対しては、延胡索、赤芍《せきしゃく》、山茱萸《さんしゅゆ》、何首烏、杜仲などの疏肝解鬱《そかんげうつ》薬。

これらの生薬を組み合わせた方剤が血瘀では当帰芍薬散《とうきしゃくやくさん》、腎虚では六味丸《ろくみがん》、脾気虚では四君子湯《しくんしとう》、肝気鬱では安中散《あんちゅうさん》などです。

四つの原因の兆候が自分の体にあらわれたら、こうした方剤《ほうざい》を服用します。それが、認知症の予防になるというのが、漢方での考え方なのです。

ポイント

❶漢方では認知症の原因を四つあげている
❷認知機能の低下を脳だけの問題と考えない
❸四つの原因に対応した生薬、方剤がある

文章を書くことのメリット

がんとの闘いと認知症の予防は共通するところが数多くあります。いずれも、人間をまるごととらえるホリスティックな視点から、免疫力、自然治癒力を高めていくことが求められるからでしょう。

ダヴィド・S・シュレベールは精神科医で、米国ピッツバーグ医科大学院の臨床精神医学教授を務めます。脳腫瘍に侵され手術を受けましたが、再発。そこから、彼の闘いが始まりました。心身ともにどん底の状態を立て直し、通常医学とさまざまな代替療法を統合して用いることで見事に生還を果たしました。

その一部始終を著したのが『がんに効く生活　克服した医師の自分でできる

「統合医療」』（ＮＨＫ出版）です。32カ国で出版され、世界で１００万部を超えるベストセラーとなりました。彼は序文でこう語っています。

「本書では、人間に本来備わっているはずの防衛力についてまったく無知な医師であり研究者でもあった私自身が、どのようにして、見方を変えたのかについて語りたい」

がんが再発することにより、彼は自分自身の体に対する見方を大きく変え、がんと闘うために、生き方そのものを見直します。

なかでも、彼に生還のきっかけを与えてくれたエピソードが印象的です。

化学療法を受け続け、もはやどうすればいいかわからなくなってしまった彼は、仕事も辞め、愛妻との仲も冷め切ってしまったのです。そのとき友人の心理療法士のマイケル・ラーナーが問いかけます。マイケルは元エール大学の社会学の教授で、がんと向き合う方法について多くの著書がある、その分野の第一人者です。実は私も面識があります。マイケルの問いかけは、「うまくいかないことばかりを考える代わりに、自分に最も充足感を与えられるものは何か考えよう」というものでした。

ダヴィドは躊躇しながら打ち明けます。実はうつや不安感の治療に関する本を書きたいのだと。マイケルはうれしそうに話します。「ダヴィド、君の人生でほかに何をすべきなのかはわからないけど、その本だけは絶対に書くべきだよ」

彼はすぐに書き始めました。そして、そのときのことをこう振り返ります。

「私は自分の道を発見した。マイケルは私の生命の小さな炎を再び燃え上がらせることに成功したのだ」

以前に書きましたが、私にとっても執筆は重要な「ときめき（生命の躍動）」のひとつです。ですから、よくわかります。文章を書くことは生きるエネルギーを引き出すのです。

彼はこう書きます。「病気との闘いは人間の内なる熱い冒険である」。病気との闘いを冒険（生命の躍動）ととらえるのですからたいしたものです。

ダヴィドは本の執筆をきっかけに、がんと闘う生命の炎を復活させました。それはがんとの闘いだけでなく、認知症の予防にも有効であるのは、間違いないと思うのです。

ポイント

❶がんとの闘いと認知症の予防は共通する
❷自分に最も充足感を与えられるものは何か考える
❸文章を書くことは生きるエネルギーを引き出す

認知症とサプリメント

サプリメントという言葉が一般に使われるようになったのはいつからでしょうか。サプリメントとは栄養補助食品のことで、体に欠乏しやすいビタミン、ミネラル、アミノ酸、不飽和脂肪酸などを錠剤やカプセルなどの形で飲めるようにしてあります。

一方で健康食品という名称もあります。こちらは健康の維持・増進に効果があるとされる食品全般を指すようです。サプリメントも健康食品に含まれるのかもしれませんが、錠剤やカプセルになっているところが、薬に近いイメージなのかもしれません。また、欠乏しやすいものを補うという意味が強いのがサプリメントではないでしょうか。

サプリメントの利用が拡大したことで、それによる健康被害も出ているようです。厚生労働省や日本医師会などが「健康食品による健康被害の未然防止と拡大防止に向けて」というパンフレットを作って注意を呼びかけています。どんなものでも、使い方次第で、薬にもなれば毒にもなります。

私は10年ほど前から脳梗塞を予防するために、血液をサラサラにするナットウキナーゼを含有するサプリメントを服用して効果を実感しています。病気の治療ではなく予防のために長期間にわたって薬を服用するのは抵抗があっても、作用がマイルドなサプリメントであれば、飲みやすいというところがあります。

認知症の予防も同様ではないでしょうか。いつになるかわからない認知症のために飲み続けるのでしたら、薬よりもサプリメントの方が抵抗がありません。

認知症予防のサプリメントとしては、ビタミンC、ビタミンE、β－カロチン、フラボノイド、葉酸など抗酸化物の有効性を検討した研究が数多くあります。でも、一定の評価には至っていないようです。

がん治療においては、免疫賦活作用のあるサプリメントがいくつかあって、私のクリニックでも、抗がん剤による免疫力低下を補うという意味で、患者さんに出しています。

認知症にもそういうサプリメントが現れないかと期待していたのですが、最近、実用化に向けて注目され始めたものがあります。代表的なポリフェノールであるリグニンの構成成分のフェルラ酸（ferulic acid）のサプリメントです。

フェルラ酸は食品としては、玄米、米糠《こめぬか》、全粒粉などに含まれています。生理作用として、抗酸化、抗腫瘍、血糖上昇抑制などが報告されていて、さらにアルツハイマー型認知症の改善効果も明らかになりつつあるというのです。

「認知症を予防するためには」（14ページ）に書きましたが、アルツハイマー型認知症の引き金になると見られているのがアミロイドβの沈着です。フェルラ酸は動物実験でこの沈着を阻害し、さらに神経前駆細胞の増殖を誘導したというのです。
ところが難しいのは、フェルラ酸は腸管からの吸収効率が悪いのです。そういう問題点を克服したサプリメントが生まれたら、私も飲もうと思っています。

ポイント

❶ **サプリメントは使い方次第で薬にも毒にも**
❷ **認知症予防のサプリメントは一定の評価がない**
❸ **期待されるフェルラ酸のサプリメント**

指圧・マッサージは認知症予防が期待できる

指圧とマッサージは似ているようで違っています。まあ、指圧はマッサージに含まれるという考え方もできるのですが。

指圧は中国古来の治療法で、その原理は経穴《けいけつ》、経絡《けいらく》を刺激するところにあります。この経穴、経絡というのが中国医学の独特な考え方です。

中国医学では生命のエネルギー、気が体の中を滞りなくめぐっていることで、全身に力がみなぎり、健康になると考えます。この気が流れる上下のルートを経脈、そこから分かれたルートを絡脈といいます。合わせて経絡といい、全身に行きわたっているのです。この経絡の節目に当たるのが経穴で、一般にツボといわれるものです。鍼《はり》や灸《きゅう》はこの経穴、経絡を刺激することで、気の流れに働きかけて治療するのですが、指圧も同様です。

この経絡は西洋医学の考え方で解剖しても見つかりません。解剖で存在が証明されるのは血管や神経で、経絡ではないのです。

私はこの経絡を理解するには、生命の場という概念が必要だと思っています。目に見えない電磁波を理解するには場の理論が必要です。同様に生命にも場の理論があって、その生命場のネットワークが経絡であり、トリガーポイントになるのが、経穴だと考えています。つまり、経絡も経穴も形のあるものではないのです。

いずれにしろ、経穴、経絡を刺激する指圧は、生命のエネルギーを高めます。生命のエネルギーが高まれば、免疫力、自然治癒力が上昇します。それが認知症予防につながることは、これまで何度も語りましたが、間違いのないことでしょう。

一方、マッサージは指圧とは少し違っています。足裏マッサージなどは経穴を刺激するので、指圧の部類に入るのでしょうが、いわゆるマッサージは皮膚と筋肉に対する刺激が中心です。

この皮膚の働きは注目に値します。皮膚は粘膜とともに、私たちの生命を外敵から守る水際です。そこでは四六時中、外敵と戦いが繰り広げられています。このため免疫の働きの中で重要な役割を担う樹状細胞が皮膚と粘膜には数多く分布しています。

ここからは私の想像ですが、マッサージによって樹状細胞が生き生きしてきて、免疫力が高まるということが、考えられるのではないでしょうか。

さらに皮膚は第二の脳だという説もあります。

『皮膚は「心」を持っていた！』（青春新書インテリジェンス）の著書がある身体心理学が専門の山口創さんによると、受精卵が細胞分裂をして人の形になっていくときに、まずは三つの層が生まれるそうです。そしてその三層のひとつ、内胚葉からは内臓が、また中胚葉からは骨や筋肉が生まれるのですが、外胚葉は皮膚と脳に分かれていくというのです。つまり、皮膚と脳はもともと近い存在なのです。

なので、マッサージによる皮膚への刺激は脳に対しても、いい効果をもたらす可能性があるのです。これも認知症予防が期待できるのではないでしょうか。

ポイント

❶指圧は中国古来の治療法で、経穴、経絡を刺激
❷マッサージは皮膚と筋肉に対する刺激
❸いずれも認知症予防が期待できる

長期かつ定期的な運動は効果アリ

世界保健機関（WHO）などが推計して2018年9月に発表した報告によると、2016年時点で18歳以上の世界の成人のうち、27・5％の14億人以上が運動不足なのだそうです。日本では35・5％に上るそうです。世界の平均より運動不足の人が多いんですね。最近、健康を気にしてランニングなどをしている人が増えているようですが、まだまだということでしょう。

で、運動と認知症の関係ですが、長期かつ定期的な運動が認知症の発症のリスクを低下させることが明らかになっています。さらに認知症の進行を抑制する効果もあるらしいのです。

運動は動脈硬化の危険因子を軽減しますから、動脈硬化などで起きる脳血管性の認知症予防に効果があることは想像できます。それだけでなく、アルツハイマー型認知症についても、運動が脳の老化や神経変性を回復させる効果があるらしいと言われているのです。

いつもながらですが、がんの予防と比較してみましょう。がんの予防のために適度な運動がよいというのは、世界的なコンセンサスです。12年に米国対がん協会が公表した「がんサバイバーのための栄養と運動のガイドライン」によると、こうなっています。

「成人の場合、1週間に中程度の運動を150分間、または、強度の運動を75分間（または両者の組み合わせ）を、できれば1週間を通して偏らないように行いましょう」

この「1週間に中程度の運動を150分間」というのがポイントです。認知症の専門家が共同執筆している『認知症ハンドブック』（医学書院）にも、予防のためにウォーキング、ハイキング、水泳といった運動をあげたうえで、「これらの活動を週に3回以上行い、1週間の合計運動時間として150分以上を目標とすることが推奨される」という記述があります。

中程度の運動とは、速く歩くウォーキングなどで、強度の運動とは、かけ足やジャンプなどです。

継続できる程度の力が筋肉にかかり続ける運動は、酸素を使って脂肪などを消費するので有酸素運動といいます。これに対して瞬間的に強い力を出すときには、グリコーゲンなどが酸素を使わずに分解されるので無酸素運動といいます。中程度の運動とは、有酸素運動が中心になる体の使い方ということになります。

私自身は、特別にウォーキングなどをやっているわけではないのですが、仕事のときに回診から始まって、頻繁に病院の中を歩き回っています。エレベーターやエスカレーターは使いません。階段を早足で上ったり下りたりしています。

自分の毎日の行動を見直してみれば、けっこう運動しているはずです。その運動量を増やす工夫もできるのではないでしょうか。部屋でゴロゴロしているのではなく、朝から晩までこまめに動くことが大切なのです。

1週間150分、単純に動こうと思ったら苦痛です。ご自身が楽しんで運動できる方法をうまく考えてみてください。

ポイント

❶運動が認知症の発症のリスクを低下させる
❷1週間に中程度の運動を150分間
❸朝から晩までこまめに動くことが大切

プラシーボと認知症

プラシーボという言葉はあまり聞きなれないかもしれません。広辞苑でプラシーボを調べると、「偽薬」とあります。

つまり、薬の成分が入っていないインチキな薬ということです。ところが、この偽薬は単なるインチキで終わらないところが、面白いところなのです。

薬の効果を調べるのに二重盲検法というやり方があります。薬の成分が入った本物と成分が入っていない偽薬を使って検査するのです。なぜ二重盲検かというと、薬を出す医者、薬を服用する患者さんの両者に対して、どちらが本物かわからないようにするからです。その上で両者の薬の効果を比較します。

この検査で本物の薬は効果があって、偽薬は効果がないとなればわかりやすいのですが、実際はそうはなりません。本物の薬にはかなわないものの、インチキな薬でもある程度の効果が出るのです。これをプラシーボ効果といいます。

このプラシーボ効果をどうとらえるかで、医学に対する姿勢の違いがわかります。統合医学のオピニオンリーダーであるアンドルー・ワイル博士は、プラシーボ効果を尊重します。

もとより、プラシーボという言葉は、ラテン語が語源で、「喜ばせる」「喜びを与える」という意味から「受け入れられる」「前に進む」という意味までを含んだものでした。

ワイル博士は医療効果を向上させるには以下の三つの条件があると言います。

①その薬剤を患者さんが信頼する　②医者も同じくその薬剤を信頼する　③医者と患者さんが信頼の絆で結ばれている。

つまり、医療効果というのは、薬そのものの薬効だけで生まれるものではないということなのです。たとえ薬がインチキな偽薬であったとしても、三つの条件がそろっていれば、プラシーボによる医療効果が期待できます。これをインチキというか、立派な医療と考えるかというのは、医学に対する考え方の違いなのかもしれません。

ワイル博士はこう言い切ります。

「最高の治療は心身に対する負担が最小で最大のプラシーボ効果を発揮するものである」

私もまったく同感です。子どもの頃、よく聞いた話なのですが、大戦中、兵士が頭痛を訴えると、軍医は物資不足で枯渇していた頭痛薬の代わりに歯磨き粉を処方したというのです。

歯磨き粉をしっかり薬包紙に包んで、頭痛薬だと言って渡すと、兵士の頭痛は治まったといいます。薬がない状況でも、しっかり患者さんの頭痛を治してしまう。これこそが名医ではないでしょうか。

さて、そこでプラシーボと認知症との関係です。私は認知症こそ、プラシーボ効果が重要だと考えています。プラシーボ効果とは、薬効への期待感です。期待感、あるいは信頼感が脳を活性化して、体に対する作用を生み出すのです。何事にも期待感を込めて、信頼感を持って臨みましょう。それが脳を活性化して認知症予防につながるのです。

ポイント

❶プラシーボとは薬の成分が入っていない偽薬
❷偽薬であっても医療効果が期待できる
❸期待感、信頼感が脳を活性化する

ホメオスターシスを保つ

ホメオスターシスという言葉をご存知でしょうか。英語ではｈｏｍｅｏｓｔａｓｉｓ、邦訳すれば恒常性です。米国の生理学者Ｗ・Ｂ・キャノンによって１９３２年に提唱された考え方です。

猛暑のなかでも厳寒のなかでも、あるいは飢餓状態にあっても脱水状態にあっても、また精神的なストレスにさらされようとも、正常な安定した範囲に保つ生体の性質をホメオスターシスといいます。この能力なしに、生体は生命を維持することができません。

このホメオスターシスには、主に自律神経系と内分泌系が関与しています。

自律神経系は各種の内臓や血管などに広く分布しています。この神経を通じて、不随意的に各内臓を調整することができるのです。つまり、いちいち胃腸を動かそうと考えなくても、食べ物が入ってくれば、それに対応して自然に胃と腸が動くようになっているのです。

この自律神経系をさらにくわしく見ると、交感神経系と副交感神経系で成り立っています。この二つの神経系は原則的に反対の働きをするのです。

例えば、心臓の働きは交感神経によって促進され、副交感神経によって抑制されます。血管は前者によって収縮し、後者によって拡張。腸の運動は前者によって弱まり、後者によって強まるといった具合です。

この拮抗する二つの神経系のバランスによって、ホメオスターシスが保たれる仕組みなのです。

どちらの神経が優位に働くかは、精神状態も影響します。病院の道場で朝、気功を行うのですが、参加者が気功を始める前に心をしずめると、腹が鳴り出すことが多いのです。これは心の落ち着きが副交感神経を優位にしているからです。

逆にストレスが加わると、交感神経が優位になります。生体がストレスに対して戦闘状態に入るわけです。心臓の鼓動は高まり、血管が収縮します。

現代は過度の情報化社会で、常に刺激にさらされています。そのストレスのせいで、交感神経が日常的に優位に働いて、副交感神経は置いてきぼりをくっています。このアンバランスはホメオスターシスの不調を生み出します。

ホメオスターシスの不調は生体のゆがみを意味します。どこかに無理な力が加わった状態なのです。これは脳神経にもおよんで、脳の活性化を阻害するのではないでしょうか。つまり認知症とも関わりがあると思うのです。

交感神経と副交感神経のバランスを取るには、休息をしっかり取って、ストレスとうまく付き合うことが大事ですが、もうひとつ気にしたいのが呼吸法です。気功、ヨガ、座禅などがいずれも呼吸を重視するのは、呼吸によって心身のありようを整えることができるからです。

今日の呼吸法は「呼主吸従」といって吐く息が中心です。吐く息に気持ちを込めると、副交感神経が優位に働き、自律神経のバランスが取れます。吐く息によって、あなたのホメオスターシスを取り戻しましょう。

ポイント

❶ホメオスターシスに関与する自律神経
❷自律神経がアンバランスになりがち
❸ホメオスターシスを取り戻そう

ペットの効用

土曜日と日曜日は講演などで出かけることが多いのですが、たまに何もない日があります。そんな日は病院の自室でもっぱら原稿書き。夕方になると、現在は退職して悠々自適の初代総師長のYさんが車で迎えに来てくれます。独り身の私をおもんぱかって、夕食に招待してくれるのです。

Yさんの家に着くと迎えてくれるのは、愛猫のリャンちゃんです。小さな椅子の上だったり、ソファの片隅だったり、場所はそのときによって違いますが、丸くなってこちらを見ています。「おお！　リャンちゃん」と声をかけると、「ニャオ」の一声だけで、微動だにしません。

酒席が始まると、私が座っているソファの片隅に移ってきて、やっぱり丸くなっています。それを見ているだけでほのぼのとした気持ちになるから、不思議ですね。なんとなく胸の中が温かくなってきます。まさに癒やしの効果です。

この癒やしを肴に杯を傾けていると、いつの間にかリャンちゃんはYさんのかたわらに。Yさんが抱き上げて首のあたりをマッサージすると、気持ちよさそうに目を細めて、喉をゴロゴロ鳴らします。それを見るYさんも心が安らいでいるのがわかります。

これは、オキシトシン効果というものなのです。

オキシトシンとは哺乳類が共通に持つ神経伝達物質で、視床下部の神経分泌細胞で合成され、下垂体後葉から分泌されるホルモンです。このホルモンは人や動物に幸せな気分をもたらします。お互いの信頼感を高める効果もあると言われ、「幸せホルモン」「愛情ホルモン」とも呼ばれています。

このオキシトシンは、お母さんが赤ちゃんを抱っこする、カップルが抱擁し合うというようなスキンシップで分泌されます。マッサージやペットをなでるといったことでもいいのです。Yさんがリャンちゃんの首のあたりをマッサージすることで、リャンちゃんとYさんの両者にオキシトシンが分泌されていたはずです。

もともとオキシトシンは分娩のときに子宮を収縮させる、授乳時に母乳の分泌を促進するといった働きが知られていました。とはいっても、男性にも分泌されるホルモンです。

最近はこのホルモンの心に対する働きが注目されています。オキシトシンに反応する受容体が、心に関係した脳の領域の前頭前野と扁桃体《へんとうたい》にもあるのです。ですから、オキシトシンは心に関わる脳内物質として研究されるようになってきました。

さて、認知症との関係ですが、オキシトシンの受容体はセロトニン細胞にもあるので、オキシトシンの分泌が高まるとセロトニン細胞が活性化するのです。それによりセロトニンの分泌が増加して認知機能が向上します。

以前にセロトニンの分泌を高めるのでハグは認知症予防になると書きましたが、オキシトシンの面からみても、ハグはやはり有効なのです。今後、セクハラにならない範囲でハグに励むことにします（笑）。

ポイント

❶ペットとの交流で生まれるオキシトシン効果
❷オキシトシンはセロトニンの分泌を増加させる
❸オキシトシンの面からみてもハグは有効

太陽に対面する

大脳の前頭前野から分泌される脳内伝達物質にはドーパミン、ノルアドレナリン、セロトニンがあります。それぞれに独自の働きを果たしていますが、なかでも全体を統率する働きをしているのがセロトニンです。ですから脳を活性化するには特にセロトニンが重要なのです。

セロトニンをしっかり分泌させるためには、いくつかの方法があるのですが、そのひとつに朝日を浴びることがあります。

実は朝日というのが重要なのです。朝のぼる太陽の照度がちょうどよくて、日中の太陽光では、セロトニンの分泌には強すぎるというのです。

陽明学者の安岡正篤《やすおかまさひろ》先生は、日の出とともに起きて、庭の花に水をやるというのを日課にしていたそうですが、それこそが、セロトニンの分泌には一番いいのです。画家の岡本太郎《おかもとたろう》さんも日の出が好きだったそうです。毎朝、のぼる太陽にむかって「芸術は爆発だ！」と叫んでいたのかもしれません。

私自身は、まだ暗いうちに病院に入ってしまうので、日の出と対面することはあまりありません。土日の出張前には都内のホテルに宿泊することがあり、朝食をとるためにロビーに下りるときに、朝日に遭遇します。ビルの谷間に顔を出す太陽を拝むことができるのです。そんなときは、思わず「延命十句観音経」が口から出てきます。

「観世音《かんぜおん》　南無仏《なむぶつ》　与仏有因《よぶつういん》　与仏有縁《よぶつうえん》　仏法僧縁《ぶっぽうそうえん》　常楽我浄《じょうらくがじょう》　朝念観世音《ちょうねんかんぜおん》　暮念観世音《ぼねんかんぜおん》　念念従心起《ねんねんじゅうしんき》　念念不離心《ねんねんふりしん》」

いやぁ。何とも気持ちがいい。思わず身を正してしまいます。

私が朝日で一番、感動したのは中国・内モンゴル自治区ホロンバイルの大草原での日の出です。遊牧民が住む移動式住居「パオ」に泊まり、まだ暗いうちから外に出ました。それまでに見た日の出は真っ赤な太陽がゆらゆらとのぼってくるものでしたが、全く違っていました。ここでは太陽が地平線に顔を出すやいなや、ピカッという一瞬の閃光《せんこう》とともに、地平線まで続く草原全体が黄金色に輝くのです。

このときは延命十句観音経ではなくて『易経《えききょう》』の一行がひらめきました。「天行《てんこう》は健《すこやか》なり。君子は以て自彊《じきょう》して息《や》まず」

大自然の摂理というものを身にしみて感じ取ったのです。

少し話が変わりますが、以前、詩人の伊藤比呂美さんと対談したときに、当時カリフォルニアに住んでいた伊藤さんは日想観にはまっているとおっしゃっていました。日想観は朝日ではなくて、夕日を拝むというものです。太陽が海に沈む直後に空の色が変わるそうです。光が反射して雲がすごい色に変わっていく。それをずっと見つめながら、伊藤さんは人の死について思いを深めたそうです。素晴らしいことですね。
太陽には、セロトニンの分泌を助ける作用以上の力があるように思います。時には日の出や日没に対面して、思いにふけってみましょう。

ポイント

❶朝日を浴びることでセロトニンを分泌
❷内モンゴルの日の出で感じた大自然の摂理
❸太陽に対面して思いにふけってみよう

脱力をしてみよう

「人生の楽しみは後半にあり」と「はじめに」に述べました。年をとる（老化する）のは悪いことではないというのが、私の持論です。年をとることがプラスに働くことも少なくないのです。

そのひとつが、力を抜くということでしょう。この「脱力」は、若い頃には難題です。ところが、年をとるにつれて自然に力を抜くことになじんできます。といっても、逆に老いてからことさら強情になり気持ちに力がこもりすぎてしまう人も、いないわけではありません。

貝原益軒も『養生訓』の中で「いかり多く、慾ふかくなりて、（中略）心をみだす人多し」（巻第八の５）と語り、老いてから力が抜けないことを戒《いまし》めていま す。もっと、素直に脱力の方向に老いていくことが大事でしょう。

脱力とは武道の極意でもあります。私は大学時代に空手部に所属していました。流派は和道流。その基本中の基本の稽古は「順突き」です。「ぷすっ！ あとは楽（らぐう）に！」という師範の声が道場の天井に響いていたのを思い出します。「楽に」が「らぐうに」と聞こえるのです。突いたあとはすぐ力を抜く。これぞ和道流空手の極意なのです。

外科医になってからは八光流柔術をやりましたが、これも力を抜くことが極意でした。

この柔術は、相手の急所（経絡や経穴）に手がかかった途端に自分の臍下丹田《せいかたんでん》から気を一気にそこに運んで相手を倒すのです。そのとき自分の手の力が十分に抜けていないと威力を発揮できません。そのため、道場で立ったままで一気に全身の力を抜く練習を何度もしました。畳にへたり込むのが、けっこう痛かったのを覚えています。

さらに気功でも脱力がポイントになります。中国で気功という言葉を定着させ、近代医療気功の祖とあがめられている劉貴珍氏の著書『気功療法実践』（新泉社）では、練習要項の最初に「リラックス」が出てきます。リラックスは中国語で「放松《ピンイン》」といいます。同書では気功における放松は二つの面があると解説しています。

一つは全身の筋肉の放松です。この状態は全身が十分にリラックスしていますが、完全に力が抜けきっているわけではありません。力が抜けきったら、立っていることもできません。ここが難しいところです。

もうひとつは意識の放松です。身体をリラックスさせ、快適な感覚を生み出したうえで、意識を呼吸や丹田に集中させすぎないようにして精神をリラックスさせるというのです。これは意識を一点に留めないで広げていくということでしょう。沢庵和尚が『不動智神妙録』で述べた、「心をどこにも置かなければどこにもある」という言葉を思い出します。

身体と意識の放松（脱力）は身心の本来あるべき状態を生み出します。そのことで内部エネルギーが高まり秩序が向上するのです。当然、脳の機能も高まって認知症予防にもつながるでしょう。脱力の効用を是非、味わってみてください。

ポイント

❶年をとると自然に脱力になじんでくる
❷脱力は武道や気功でも重要なポイント
❸身心の脱力で秩序が向上し機能が高まる

視力が悪いと認知症のリスクが高くなる

年をとると目が老化します。つまり、老眼というやつですね。この目の老化は認知機能に影響を与えます。脳に入る情報の多くは視覚によるものですから、視力が落ちてしまうと、脳に対する刺激も低下してしまうのです。

白内障の手術で視力が回復すると認知機能が高まる、視力の悪い人は視力のいい人よりも認知症の発症リスクが高いといったデータがあります。ですから、目の老化対策は、認知症予防の面からも重要なのです。

目の老化で思い浮かぶのが臨済宗の中興の祖といわれる白隠禅師です。内観の法という呼吸法を身につけた禅師は、70歳を過ぎても、少しの病を患うことなく、歯も抜けず、目や耳もはっきりしていたというのです。特に目は老眼鏡を持っていたものの、それを忘れるぐらいだったといいます。これは内観の法が直接、目に効いたというより、心身に働いて体全体の老化を抑えたのでしょう。

ちなみに私は、80歳になったところで、老眼鏡が必要になりました。それまでは、薬の処方に使う細かい字の事典を眼鏡なしで読んでいたので、患者さんに「その字読めるんですか、すごい」とか言われて、ちょっと得意げになったりしていました（笑）。

これは私自身が長年、親しんできた呼吸法や気功のお陰だろうと内心、思っているのです。呼吸法や気功は普通、長年の積み重ねが重要になります。老眼が気になるようになって始めても間に合わないかもしれません。

ところが、中国で見つけた気功療法の本『百病中醫気功療法』（王茝生等編著）のなかに目に直接、働きかける気功法がありました。「四四運目法」といいます。これなら即効性がありそうなので紹介します。

(1)眼球を上下左右に動かす。息を吸いながら上、吐きながら下、吸いながら左、吐きながら右。これを4回繰り返す。
(2)眼球を右上、左下、左上、右下と斜めに動かす。息を吸いながら右上、吐きながら左下、吸いながら左上、吐きながら右下。これを4回繰り返す。
(3)遠距離のものと近距離のものを交互に見る。息を吸いながら遠くを見て、吐きながら近くを見る。これを4回繰り返す。
(4)前記の(1)(2)(3)の動作の間に、目をゆるめて目を閉じ目を開ける動作をする。息を吸いながら目を閉じ、吐きながら目を開ける。これを4回繰り返す。

4種類の目の動作を4回ずつ行うので、「四四運目法」というわけです。この動作を朝と夕に2セットずつ行います。

1回目は深いゆっくりした呼吸で、2回目は普通の呼吸で行います。簡単ですから、是非、実行してみてください。

ところで、中国では老眼のことを「老花眼」といいます。この理由を中国人に聞いてみたところ、「老眼によって近くのものが春の花霞《はながすみ》のようにぼやけるから」「老いた眼を尊敬し花を添えたから」と二つの答えが返ってきました。どちらもいい解釈ですね。

ポイント

❶目の老化は認知機能に影響を与える
❷目に直接、働きかける気功法がある
❸４種類の目の動作を４回ずつ行う

手指を刺激しよう

指ヨガを提唱する龍村修さんによると、ヨガの大家、沖正弘さんは「手は露出した脳である」という教えを説いていました。それだけ手は脳と密接につながっているというのです。

ですから手指に刺激を与えることは脳への刺激になり、認知症予防につながることになります。

手と脳の関係で思い起こすのは、医学部の学生時代に教わった「ホムンクルスの図」です。

これは脳神経外科医のワイルダー・ペンフィールドが描いた図で、脳と体のどの部分がつながっているかを表現しています。顔、手、体の比率がおかしな小人が脳に乗っかっている図です。見たことがある方もいると思います。

この図では手がとても大きく描かれています。それは、脳にとって、体の中で手が占める割合が大きいということなのです。もう少し詳しく説明すると、脳が体を感覚するときに手が占める割合と、体を動かすときに脳にとって手が占める割合があります。この割合は、動かすときのほうがやや大きいのですが、いずれも手は大きな割合を占めています。

この図を見ると、改めて手が脳にとって大変重要なのだということがわかります。

認知症と手指の関係、特に親指との関係を指摘しているのが、認知症専門医の長谷川嘉哉さんです。著書『親ゆびを刺激すると脳がたちまち若返りだす！』（サンマーク出版）のなかで、手の指の大事さを語り、5本の指のなかでも、ボケ防止のために特に大きな役割を果たすのが、親指だとしています。

確かにほかの４本の指と向かい合わせることができるのは、親指だけなのです。「もつ」「つかむ」「にぎる」「むすぶ」「まわす」「ひねる」といった手の働きのなかで、重要な役割を果たしています。

私の医師の仕事でも親指は重要ですね。脈をとることから始まり、頸部の触診、胸部の聴診・打診、腹部の触診・聴診など親指は大活躍です。

長谷川さんが著書で勧めている刺激法の基本の三つを紹介します。

(1)両手ともじゃんけんのグーの形を作ってから親指をピンと伸ばして第一関節だけを曲げ伸ばしします。第一関節の曲がっている感覚をしっかり意識するのが大事です。

(2)両手の手のひらを上に向けて開き、親指を曲げて小指のつけ根にタッチします。このとき、手のひらの下、手首のあたりに広がる刺激を意識します。

(3)親指の腹と人さし指の腹をくっつけ、次に親指の腹と中指の腹をくっつけます。さらに、薬指の腹、小指の腹と進んでいきます。これを両手同時にリズミカルに行います。

このほかにもさまざまな親指刺激法が紹介されています。挑戦されてみてはどうでしょうか。

いずれにしろ、手指というのは奥が深いですね。石川啄木は短歌で「ぢつと手を見る」と詠みましたが、思わずじっと手を見たくなります。

ポイント

❶手は脳と密接につながっている
❷手指に刺激を与えると認知症予防になる
❸5本の指のなかでも特に親指が重要

口の中の乱れに注意を

オーラル・エコロジーという言葉をご存知でしょうか。オーラル、つまり口の中をひとつの生態系と考えて、その環境を整えることで体全体の健康を維持・増進させていこうという考え方です。

私は口の中のことについては専門家でないので、今回はこのオーラル・エコロジーを提唱している知人の歯科医、福岡博史さんの著書『歯と口を治せば、からだの不調は治る！』（主婦と生活社）を参考にしました。

福岡さんによれば、口腔内は小宇宙という表現がふさわしく、数多くの細菌が棲みついていて、一つの生態系を成しているというのです。

口の中にはなんと500種類を超える細菌（常在菌）がいます。しかし、口の中にいくら細菌が存在していても、そのこと自体が問題なのではありません。ヒトと口の中の細菌は共存できるのです。ところが、この細菌の生態系がいったん乱れはじめると、口腔環境のバランスが崩れてトラブルが生じることになるというのです。

この生態系の乱れから自分でも知らないうちに進行しているのが歯周病です。歯周病とは歯の周囲組織の疾患です。その周囲組織には、①歯肉（歯茎）②歯槽骨（歯を支えている骨）③歯の根元のセメント質（歯根）④歯根膜（歯槽骨とセメント質を結びつけている膜）の四つがあり、まず悪くなるのが歯肉です。この歯肉炎の初期は、ほとんど症状がなくてまず気づくことがないそうです。そして歯肉炎から炎症が広がって歯槽骨にまで及んでしまったものが歯周炎で、ここにいたるとトラブルが全身に及びます。

まずは糖尿病です。重度の歯周病は血糖値のコントロールを阻害して、糖尿病を引き起こす恐れがあるのです。歯周病による炎症性物質が、インスリンの働きを抑制すると考えられています。

そのほか、歯周病は誤嚥《ごえん》性《せい》肺炎、細菌性心内膜炎、バージャー病（閉塞性血栓血管炎）、胃潰瘍などを引き起こす要因になると見られています。

さらに、歯周病によって歯が抜けたり、炎症の痛みによって噛み合わせの左右の対称性が崩れたりすることが問題です。

左右いずれか一方だけで噛んでいると、そちら側の咀嚼筋と胸鎖乳《きょうさにゅう》突筋《とつきん》が疲労し、肩こりや片頭痛の原因になるのです。

また噛み合わせの悪さから強い力で噛むようになると、頸椎《けいつい》が圧縮されて、脳に入る血管が圧迫されたりねじれたりすることがあります。それにより脳に供給される血液量が減少して、脳軟化症や認知症を引き起こす恐れがあるというのです。

つまり、口の中という小宇宙の乱れが、大宇宙（体全体）の乱れをもたらし、それは脳にも影響を及ぼすということなのです。

実は私は70歳ぐらいまでは歯が丈夫だったので、口の中のケアに無頓着でした。でも福岡さんの本を読んで、しっかり歯磨きをしなければいけないと思っています。

ポイント

❶口の中の細菌の生態系が乱れてトラブルが

❷歯周病によるトラブルは全身にも及ぶ

❸嚙み合わせの悪さが脳にも影響する

ストレスはありがたきもの

「ストレスは人間の宿命である」という言葉は五木寛之さんから聞きました。さすが作家だけあって名言ですね。人生には大小さまざまなストレスが付き物で、それは決して悪いことではないのです。それに伴う多少の緊張感は、脳にも刺激を与えて認知機能を高めることに役立つはずです。

ストレスという言葉で思い浮かぶのは、精神科医の神谷美恵子さんの文章です。

〈ほんとうに生きている、という感じをもつためには、生の流れはあまりになめらかであるよりはそこに多少の抵抗感が必要であった。したがって生きるのに努力を要する時間、生きるのが苦しい時間のほうがかえって生存充実感を強めることが少なくない。ただしその際、時間は未来にむかって開かれていなくてはならない〉（『生きがいについて』みすず書房）

医師の仕事も毎日、ストレスが目白押しです。診断でも治療でも四苦八苦することがあります。外来の患者さんが多いと4、5時間、息を抜けないこともあります。でも、それが仕事の充実感につながるのでしょう。仕事が終われば晩酌が待っている（未来にむかって開かれている）と思うと、元気がわいてきます。

医学的に考えれば、生体内にひずみが生じた状態だといえます。体外から加えられた有害因子（ストレス作因）に対して、防衛反応が起きてひずみが生じます。

この生体に生じた困難に対し乗り出すのが、自律神経のなかでも〝闘う神経〟である交感神経です。この神経によって、生体は戦闘状態になり問題の解決を図ります。これが活発になるときに、気分が高揚して充実感を感じるのでしょう。

一方で〝休息の神経〟である副交感神経は身をひそめています。つまり交感神経が優位の状態になっているわけです。

生体の困難が解決されたら、すみやかに副交感神経を働かせてバランスを回復させることが必要です。ところが、あまりに交感神経の優位が続くと、副交感神経が働かなくなります。ストレス社会に生きる現代人は、そういう状態に陥っています。ストレスが問題なのは、この部分なのです。現代人は、ストレス状態からバランスを取り戻す術《すべ》を身につけなければいけません。

そのとき一番いいのは呼吸法です。呼気によって副交感神経は優位になりますから、呼気に気持ちを込めて呼吸をします。

日本で生まれ、心の安定をもたらす「調和道丹田呼吸法」のなかの一つを紹介しましょう。

正座でも椅子に腰かけてもかまいません。少し伸びあがるような気持ちで息を吸い、上半身を骨盤に向かって落とすような気持ちで息を吐く。これを2回おこなった後、3回目は上半身を前傾させて吐き切ります。この後、上半身を起こす、伸ばす（吸う）、落とす、曲げる（吐く）という動作を12セット繰り返し、最後に最初の動作に戻って終わります。

簡単ですので、やってみてください。ストレスはうまく付き合えれば、ありがたきものなのです。

ポイント

❶ストレスは人生には付き物で悪くない

❷問題なのはバランスを回復できないから

❸呼吸法が一番のバランス回復の方法

もののあわれ

「生きるかなしみ」については以前書きましたが（46ページ）、このかなしみに似たものに「もののあわれ」があります。

もののあわれといえば本居宣長《もとおりのりなが》です。広辞苑では、「平安時代の文学及びそれを生んだ貴族生活の中心をなす理念。本居宣長が『源氏物語』を通して指摘」と説明されています。

本居宣長は賀茂真淵《かものまぶち》の弟子で、江戸時代の代表的な国学者です。国学は古事記や日本書紀、万葉集などの古典を研究して、日本固有の文化や精神を明らかにしようとする学問です。ちなみに私の病院の医療法人名である「直心会」は、賀茂真淵の「つらぬくに、高く直き心をもてす。かつ、その高き中にみやびあり。直き中にををしきこころはあるなり」（『にひまなび』より）という言葉から拝借しました。

国学が求めるところの漢心より大和心というのはいいですね。いま風に言えば、西欧文化よりも日本文化のよさを見直そうということでしょうか。医者になってしばらく、私は西洋医学にどっぷりつかっていただけに、その重要さを切実に感じます。

そこでもののあわれです。かなしみの感情に近いのかと思っていたのですが、少し違うことを東大名誉教授、竹内整一さんの著書『「かなしみ」の哲学』（NHKブックス）を読んで知りました。

竹内さんは私が「生きるかなしみ」について講演をしたときに声をかけてくださった方です。

竹内さんによれば、もののあわれとは深く心に感じることだというのです。本居宣長は、きれいに咲いている花や清らかな月を見たときに、「ああ、きれいだな」と心が動く、それこそが「あわれ」だと言っているのです。

「あわれ」は「ああ、はれ」であり、「ああ」も「はれ」も間投詞、感動詞として、驚いたときや感動したときに発する言葉なのです。

つまり「あわれ」というのは、日頃、私が重要性を強調している「ときめき」を表現する言葉なのです。

ときめきこそが認知症予防につながるということは、すでに書きました（18ページ）。

では、そんなに広い意味の「あわれ」がなぜ、かなしみにつながる限定した意味に使われるようになったのでしょうか。

それは、うれしいとか楽しいといった感動よりも、できない、かなわないといったかなしみに心を動かされるほうが、ずっと深いからだと宣長は説明しています。より深く感じる心の動きに対して、「あわれ」というようになったというわけです。

もののあわれで思い起こすのが西行の歌です。

「願わくは　花の下にて　春死なん　そのきさらぎの望月のころ」

西行はこの歌の通りに臨終しました。まさに生と死の統合です。

もののあわれを知る深い心は、生死を超えるものなのかもしれません。もののあわれを感じる心を深めていきたいものです。

ポイント

❶もののあわれとは深く心に感じること
❷「あわれ」は「ときめき」を表現する言葉
❸もののあわれを感じる心を深めていきたい

太極拳について

この本の最後に、私が愛してやまない太極拳についてお話ししたいと思います。

とはいっても、太極拳の習得はそんなに簡単ではありません。中国に行くと、太極拳の達人に出会うことがあります。そういう方に「何年ぐらいされているのですか」と聞くと、たいてい40年、50年という言葉が返ってきます。とにかく何十年と続ける。それが太極拳習得の方法です。

私はまだ始めて三十数年ですが、それなりにわかってきたことがあります。

太極拳には気功としての調身（姿勢を整える）、調息（呼吸を整える）、調心（心を整える）という効用があります。それにプラスして、認知症予防にもつながる養生法としてみると、大事なポイントが二つあるのです。

ひとつは套路《とうろ》です。太極拳の型は一連の流れになっていて、それを套路といいます。套とは大きくて長いという意味の言葉です。中国で手に入れた『太極拳全書』（人民体育出版社）では「長江大河の如く　滔滔不絶　一気呵成」と表現されています。

長江とは揚子江、大河とは黄河のことです。滔滔とは水が流れるさまで、不絶とは途切れないこと。轟轟《ごうごう》たる大河の流れが目に浮かんできます。つまり套路とはダイナミズムの極致なのです。

最近になって、私が太極拳にときめきを感じるのは、この套路のダイナミズムのせいだとわかりました。太極拳を舞って、そのダイナミズムから生まれる歓喜に包まれないようではまだまだなのです。

もうひとつのポイントは原穴《げんけつ》への刺激です。中国医学では原とは生命の根源ともいえる原気を指します。原気が不足しているときには経穴を刺激して自然治癒力の向上を図ります。そのときに用いられる経穴が原穴なのです。

この原穴は手首に6カ所、足首に6カ所あります。太極拳の動きは手首のスナップを利かせたり、前後左右へ足を運んだりで、手首と足首の原穴に刺激を与えます。これが大きいのです。原穴が刺激されることで生命が活性化します。

私にとって、太極拳は一番の養生法です。そして、極めることのできない終わりなき自己実現の道です。これから何十年と、あの世に行っても続けていきたいと思っています。

認知症の予防法をいろいろ考えてきました。最初に認知症は老化現象であるから、人間をまるごととらえるホリスティック医学からのアプローチが必要だと書きましたが、その考えは間違っていませんでした。そして、認知症予防のヒントが日々の生活のなかに数多く隠れていることがわかりました。まさに日々の養生が求められるのです。
よりよく老いる。これがこれからの生き方に求められています。老いることに抵抗するアンチ・エイジングではありません。目指すべきは、「ナイス・エイジング」なのです。

ポイント
❶太極拳には養生法として二つのポイントがある
❷套路の歓喜と原穴への刺激が生命を高める
❸よりよく老いるナイス・エイジングを求めよう

特別付録

認知症だって悪くはない
受け入れるためのヒント

ゲスト　大井　玄

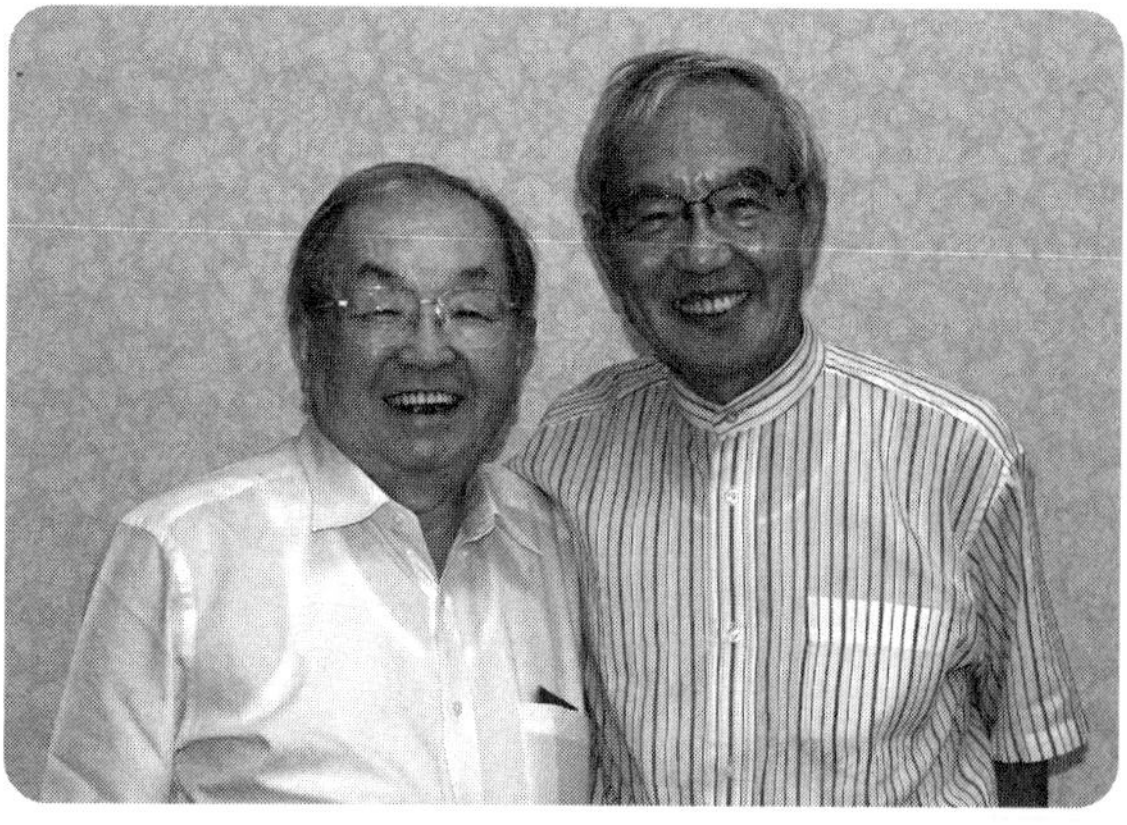

この対談は、週刊朝日2020年3月6日号に掲載されたものです。ホストの帯津先生とゲストの大井先生は都立小石川高校の同期生で、大学も同じ。気心の知れた間柄です。お二人の会話に、認知症とどうつきあっていくべきかのヒントがあります。

ホスト／帯津良一……1936年生まれ。東京大学医学部卒。帯津三敬病院名誉院長。西洋医学だけでなく、さまざまな療法でがんに立ち向かい、人間をまるごととらえるホリスティック医学を提唱。『貝原益軒養生訓　最後まで生きる極意』（朝日新聞出版）など多数の著書がある。

ゲスト／大井　玄《げん》……1935年生まれ。東京大学医学部卒、ハーバード大学公衆衛生大学院修了。東大医学部教授などを経て国立環境研究所所長を務めた。臨床医として終末期医療に取り組んでいる。『「痴呆老人」は何を見ているか』『呆けたカントに「理性」はあるか』（いずれも新潮新書）、『老年という海をゆく』（みすず書房）など多数の著書がある。

帯津　大井さんは現在も臨床医の立場から終末期医療に携わり、認知症の患者さんと接することも多いです。認知症に対してはどういう考えを持っていますか。

大井　最近は「人生１００年」といいますが、そうなったのはホモサピエンスの長い歴史のなかでみると一瞬の出来事で、異常な事態なんですね。日本で平均寿命が50歳を超えたのは戦後になってからです。認知症の発症は60歳代後半では１%、70歳代前半では数%、後半では１割、80歳代の前半は２割、後半で４割です。90歳代前半になると６割、後半には８割になります。

帯津　なるほど、「人生50年」だった頃は認知症はあまり問題にならなかったわけですね。90歳を超えると、大多数が認知症になってしまう。

大井　そうなんです。ですから少なくとも90歳以降では、認知症は病気とは言えない。デンマークなどでは１９５０年代から、認知症を病気ではなくてディスアビリティー、つまり加齢に伴う障害だととらえるようになっています。その考えに私も賛成ですね。

帯津　私も認知症は病気というより、老化と考えたほうがいいと思っています。ですから、臓器のレベルで治療しようとする従来の医学では対応できない。がんと同様に人間をまるごととらえるホリスティック医学の考え方が必要だと思っているんです。

大井　沖縄の佐敷村《さしき》（現・南城市《なんじょう》）というところで、琉球大学医学部精神科（当時）の真喜屋浩先生が75年頃に、65歳以上の全老人708人を対象に認知症の調査をしたんです。認知症の有病率は4％でした。これは東京で行った調査と変わりません。ところが佐敷村では、怒りっぽくなる、うつになる、幻覚が出る、妄想を持つといった認知症の周辺症状が1人を除いて見られなかったんです。

一方、東京では発症者の半数の人に周辺症状が見られた。しかも2割の人に、夜に騒ぎ出すといった夜間せん妄が起きたんです。

帯津　周辺症状はなぜ起こるんでしょうか。

大井　それは不安のせいだと思います。認知能力が落ちていくときの中核にある感覚は不安なんですね。不安とは、次に何が起こるかわからないという不快な感覚です。その嫌な感覚が周辺症状に転化されるわけです。怒ったり騒いだりすれば、そのときは不安な感情が消えますから。

不安とはまた、世界とのつながりが切れたという感覚でもあります。例えば、言葉の通じない外国に行って迷子になったら不安ですよね。誰ともつながりを持てないから。そういう状態に認知症の方はなっているんです。

帯津　じゃあ、沖縄の認知症のお年寄りは不安が少ないんだ。

大井　そうなんです。まず沖縄は時間の感覚が非常にゆったりしている。多少、遅れても誰も文句を言わない。お年寄りが何かできないということについても、文句を言う人はいません。それと、敬語の文化がとても発達している。お年寄りに対する言葉は違っていて、敬意を持って話しかけられる。だから、年をとって認知能力が落ちてもプライドが保たれるんですね。

帯津　そうですか。私も時々講演などで沖縄に行きますが、本当にいいところですよね。

大井　つながりを持つことの大事さを一番最初に説いたのはお釈迦《しゃか》さまなんですね。マッジマ・ニカーヤという古いお経があるのですが、そのなかで人間が生きていくために必要なものとして、「食べること」「意識を持つこと」「意欲を持つこと」「接触すること」を挙げています。接触というのは直接ふれるというだけでなくて、心にさわる、目でさわる、声でさわるというものもありますね。そして、いずれも認知症の方と交流するときに大事なことなんです。相手に警戒心とか恐怖心を持たせないで、つながりを持っていくということです。

認知症の人の心をつかむケアの技法として、フランスで発祥した「ユマニチュード」というものがあって、日本の施設でも実践されています。ここでも、ゆっくりやさしくふれるということが重視されています。これはお釈迦さまが250

0年前に言っていたことなんですね。

帯津　この話はよくわかりますね。私は認知症は老化現象で自然の摂理なので、受け入れるしかないと思っているのですが、できるだけそうなるのを遅らせたい。そういう予防に必要なのは、人とのコミュニケーションと喜びだと思うんですね。

ですから、そのためには憎からず思う人と酒を飲んで、ハグをして別れる。これが一番いいと思うんです。

大井　まさにハグはいい接触ですよね。

私も生老病死をいかにうまく受け入れるかが大事だと思います。必ず我々はおとろえて死にますから、そのおとろえをどう受け入れるかです。アンチ・エイジングではなくてナイス・エイジングというのはいい考え方だと思いますね。

帯津　認知症もアンチ認知症ではなくて、ナイス認知症という考え方があるかもしれないですね。

大井　そうなんです。認知能力をできる限り最後まで保持していこうということです。最近は認知症の検査もしっかり行われるので、軽い認知障害があるという軽度認知障害（ＭＣＩ）の人たちが見つかります。このＭＣＩの人たちの経過を見ていくと、約５年後には２割の人が本当の認知症に進行します。５割の人は現状維持で、そして３割の人は回復するんですね。

帯津　回復もあるんですか。

大井　認知症の予防ということでひとつ例を挙げると、ノルディックウォークというのがいいいんですよ。

帯津　スキーのストック（杖）を両手で持って歩くやつですか。

大井　そうです。もともとスキーのオフシーズンに始まったんですが、まずいいのはストックを通じて大地とのつながりを感じるところです。しかも大股に歩くのがいい。認知症の人は歩く速度が遅くなります。それは歩幅が狭くなるからなんですね。歩幅の狭さと脳の前頭葉の萎縮は関係があるようなんです。

それとやはり不安が関係するんです。認知能力が少し落ちた人が配偶者を亡くしたり、手術をしたりして不安が高まると、ガクンと認知能力が落ちるということがよくあります。

歩くとき、普通は視線が10度か20度下向きになるんです。ノルディックウォークは姿勢がよくなって、逆に10度か20度上向きになって歩くんですね。そうすると世界が広く見えるようになる。ストックによる大地とのつながりがあるという安心感とともに、視界が広くなると不安をなくすのにプラスに働くんです。また、仲間と一緒に歩くので、人とのつながりもできる。

帯津　先日、講演で茨城県つくば市に行かなければならなくなって、埼玉・大宮からの行き方を教えてもらったんですが、知らない電車を乗り継ぐため、いくら聞いてもよくわからない。やはり、少し認知能力が落ちてきているのかもしれないと思いました。

そういう苦手なことを無理すると不安を助長して、いいことはないですよね。

結局、道順に詳しい人と大宮で待ち合わせて行くことにしました。

大井　確かに東京・渋谷の地下なんか、よくわからなくて嫌な感じですよね。

帯津　よくわからないことは無理せずに、避けて通るということもナイス認知症には必要かもしれない。

大井　その通りですね。私は多くの認知症の方とつきあってきて、認知症には悲しい側面だけではなく、いい側面もあると思っているんです。

その一つは、がんになった場合です。今や2人に1人ががんにかかり、3人に1人がそれで死ぬ時代です。都立松沢病院での消化管がんの10年間のケースを見ていると、認知症の方はがんになってもあまり不快症状を感じないんですね。認知症になってからがんが発見されるのは9割以上が検診などでひどい貧血が見つかったり、吐血や下血などがあったりするからです。がんの不快な症状を自分で訴えることで見つかるわけではないんです。

さらに、がんの痛みについて普通は8割以上の患者さんが訴えるのに、認知症の人では2割ぐらいしか痛みを訴えない。鎮痛剤にしても普通はステージが進むとモルヒネなど麻薬系を4割の人が必要になるのに、認知症の人で必要になるのは2％だけなんです。だから、認知症になってからがんで死ぬというのはいいなと思うんですよ。

帯津　なるほどそうですか。でも私がみているがん患者さんで、認知症の人はあまりいないなあ。認知症になるとストレスを感じなくて、がんになりにくいのかなあとも思っているんですよ

大井　もう一ついいところは、認知症が本当に進んでいくと、自分という意識がなくなっていく。そして死への恐怖もなくなってしまうように見えます。これは、最終末におけるひとつの適応とも考えられますね。非常に平静にニコニコしていられるんです。

帯津　おそらく認知症の人はあの世に行きかけているのかもしれないですね。この世とあの世を行ったり来たりしているわけです。

そう考えると認知症も悪くはないかもしれないですね。ただ、できるだけ周りの人に迷惑をかける時間を短くしたいという気持ちはあります。そのうえで、最後は認知症で終わるのも悪くはないですね。それもナイス・エイジングのひとつかもしれない。

今回、大井さんの話を聞いてそう思いました。ありがとうございました。

本書は週刊朝日2018年5月4・11日号から2019年6月7日号に連載された
「帯津良一の『健脳』養生法――死ぬまでボケない」を加筆修正のうえ再構成したものです。

祥伝社黄金文庫

ボケないヒント
——認知症予防《にんちしようよぼう》、わかってきたことこれからわかること

令和2年4月20日 初版第1刷発行

著　者　帯津《おびつ》　良一《りよういち》
発行者　辻　浩明
発行所　祥伝社《しようでんしや》
〒101－8701
東京都千代田区神田神保町3－3
電話　03（3265）2084（編集部）
電話　03（3265）2081（販売部）
電話　03（3265）3622（業務部）
http://www.shodensha.co.jp/

印刷所　堀内印刷
製本所　ナショナル製本

　ISBN978-4-396-31782-9 C0147